KB094646

PRESS HERE!

발 마사지

~스스로 통증을 다스리는 법~

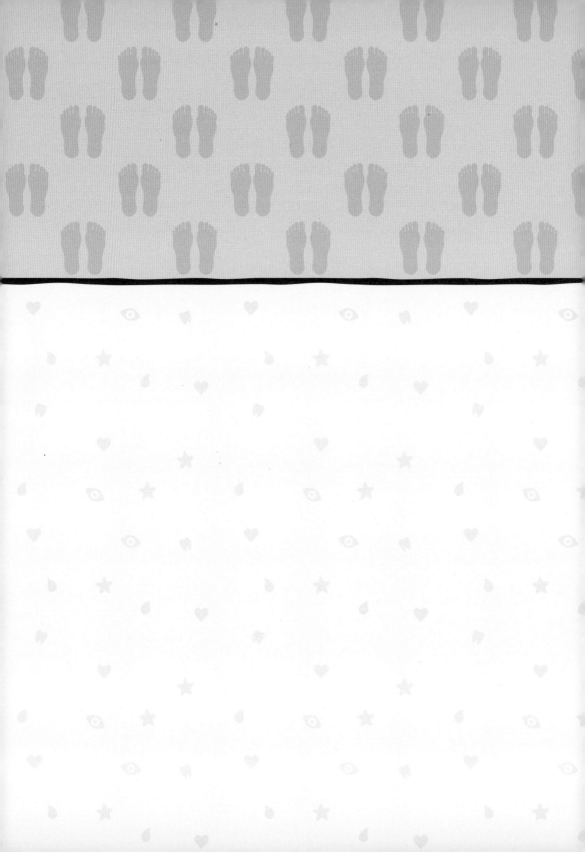

PRESS HERE!

발 마사지

~스스로 통증을 다스리는 법~

누구나 쉽게 따라하는 마사지와 지압 : 발 반사요법

스테파니 사분치안 지음 · 최영은 옮김

contents

Chapter 1

BASIC PRINCIPLES 기본 원칙

Chapter 2

TECHNIQUES 기술

Chapter 3

REFLEX POINTS 지압점

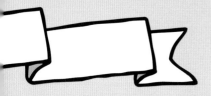

환영합니다

마사지와 지압은 반사요법의 실행 방법으로, 우리가 대중적으로 사용하는 '마사지'라는 말은 사실 '반사요법'을 일컫는 경우가 많다.

내가 반사요법을 처음 접한 것은 1980년대 후반 독일에서였다. 당시 나는 간호조무사로 일하고 있었는데, 4일간 열리는 발 반사요법 강좌를 들을 기회가 있었다. 발 반사요법이란 발을 자극함으로써 우리 몸의 여러 기관을 건강하게 하고 피로를 풀어 주는 대체 요법을 말한다. 발에는 인체의 여러 기관과 연결된 반사구(지압점)가 있는데, 몸의 어떤 부위가 아플 때 발의 해당 반사구를 눌러 자극하면 연결된 기관이 자연적으로 치료되는 원리다.

주사를 맞거나 몸에 칼을 대지 않고 행하는 간단한 치료 방법이 단 몇 분 만에 목과 등 통증, 또는 두통을 줄이고 전반적인 컨디션을 좋아지게 한다는 사실이 정말 놀라웠다. 단지 지압점을 따라 손가락으로 발을 부드럽게 마사지했을 뿐인데 말이다.

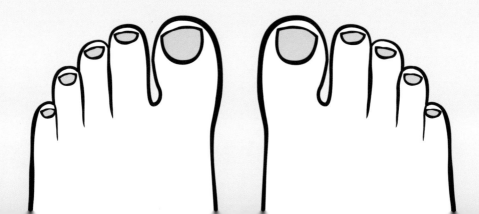

그때부터 나는 반사요법에 완전히 빠져들었다. 반사요법의 매력은 누구든 쉽게 지압 기술을 배워 자신뿐만 아니라 다른 사람들에게도 해 줄 수 있다는 점이다.

현재 자격증을 가진 전문가이자 강사로서 매일 사람들에게 이를 시행하고 교육하며 모두가 조금 더 건강한 삶을 누리도록 노력하고 있다. 이 책을 통해 반사요법을 처음 접하는 입문자와 기존에 독학으로 마사지와 지압을 행하던 사람들을 비롯해 내 수업을 듣는 학생들과도 건강에 대한 열정을 나눌 수 있게 되어 영광이다.

이 책에서는 전문 연구 분야로서의 배경지식을 설명하는 부분 외에는 이해하기 쉽게 '반사요법' 대신 '마사지 요법'이라 부르겠다. 자, 이제 쉽고 재미있는 발 마사지의 세계를 탐험해 보자. 준비 되었는가?

스테파니 사분치안

주의 사항

이 책은 저자의 의견과 생각을 정리하여 독자에게 유용하고 유익한 정보를 제공하는 데 목적이 있습니다. 저자와 출판사는 정보를 제공할 뿐 전문적인 서비스를 제공하는 주체가 아니므로 개인적인 조언이나 도움이 필요하다면 유능한 전문가나 전문의에게 상담받기를 권합니다. 저자와 출판사는 책 내용의 실행 및 적용으로 인한 직간접적인 결과를 비롯한 기타 모든 손실이나 위험 등에 대해 어떠한 책임도 지지 않습니다.

이렇게 구성했어요

이 책은 입문자들이 스스로 공부해서 쉽게 적용해 볼 수 있도록
친절한 설명과 단순한 그림으로 구성했다. 지압점은 신체 기관별로 하나씩 나누어 놓았고,
발 지압점의 위치와 그에 상응하는 신체 부위는 알아보기 쉽게 같은 색으로 표시했다.
지압 방법 역시 상세히 설명해 두었으니 따라 하기 쉬울 것이다.

CHAPTER 1 : 기본 원칙

마사지 요법의 역사와 작용 방식에 대해 본격적으로 살펴본 뒤 마사지 요법이 어떤 원리로
자가 치유 능력을 활성화하는지, 또한 어떤 경우에 마사지를 하면 안 되는지에 대해 배우
게 될 것이다. 그 뒤에 '발 지압점 지도'를 소개한다. 이 지도에는 인체의 모든 기관이 그대
로 축소되어 있다.

CHAPTER 2 : 기술

발 마사지를 실행하는 데 필요한 기초적인
기술을 설명하는 장이다. 다양하고 독특한
손가락 기술의 원리를 설명하며 발 마사지
를 통해 얻을 수 있는 강력한 효과 역시 함
께 담아 두었다.

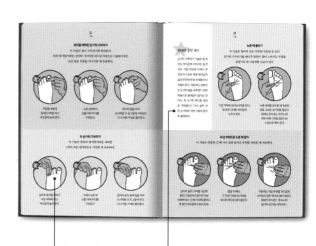

단계별 설명
쉽게 따라 할 수 있도록
그림으로 설명

팁
유의 사항 같은
유용한 정보 제공

CHAPTER 3 : 지압점

이 책의 핵심인 3장에서는 머리끝에서 발끝까지, 우리 몸의 모든 기관과 연결되어 있는 지압점을 하나씩 만나볼 수 있다. 정확한 위치는 색으로 표시해 두었으며, 두 페이지에 걸쳐 하나의 지압점을 다룬다. 오른쪽 그림에는 발 지압점의 위치가, 왼쪽 설명에는 지압 방식이 기술되어 있다. 또한 해당 지압점이 신체 어느 부위와 상응하는지, 그 부위를 지압하면 어떤 효과를 거둘 수 있는지도 알 수 있다.

신체 위치
발 지압점에 상응하는
신체의 위치 표시

지압 방법
어떤 식으로 지압을 하고
어떤 기술을 쓸지에
관한 자세한 설명

효과
해당 지압점을
마사지해서 얻는 효과

발 지도
발 지압점 표시

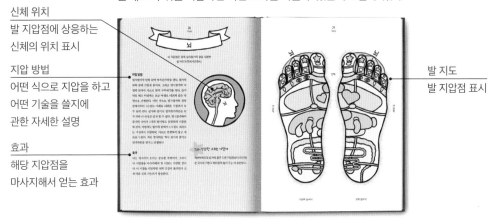

색인 : 질병과 증상에 따른 지압점

가나다 순으로 정리한 질병 목록은 증상에 대한 설명과 증상 완화에 도움이 되는 지압점을 간략하게 정리해 특정 증상에 맞게 쉽게 찾아볼 수 있다.

질병 목록
질병마다 증상 완화에
도움이 되는 지압점과
페이지를 함께 정리

지압점
지압점은 중요도
순으로 나열

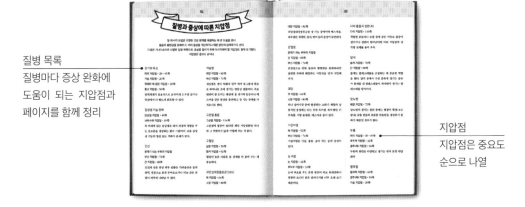

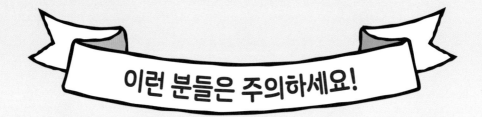

이런 분들은 주의하세요!

마사지 요법은 부드럽게 눌러 주기만 하면 전혀 위험하지 않으며, 알려진 부작용 또한 없다.
그러나 예방 차원에서 주의를 기울이는 것이 좋고, 건강 상태에 따라 지압을 하면
안 되는 사람도 있으니 다음 내용을 주의 깊게 살펴보자.

가장 좋은 방법은 지압을 할 때 아주 가볍게 누르거나, 적어도 처음에는 약하게 시작하여 신체 반응을 살피는 것이다.

그리고 건강 상태가 마사지 요법을 금하는 아래와 같은 상황일 때는 절대 시작해서는 안 된다.

임신 초기(3개월)

＊ 태아가 자궁에 자리를 잡는 민감한 시기이기 때문에 어떤 방식으로든 자극을 주어서는 안 된다.
그러나 임신부가 심한 입덧으로 고생하고 있다면 명치 지압점을 아주 부드럽게 누르고 있는 정도는 안전하며, 메스꺼운 증상을 줄여 주어 도움이 될 것이다. 지압점을 누를 때 정식 마사지 기술을 사용해서는 안 된다.

장기 이식 후

＊ 새 장기가 몸에 받아들여지기 전, 또는 이식 수술 후 최소 6개월 동안은 발 마사지 요법을 시행해서는 안 된다. 그 후에도 의사와 상담 후 시작하도록 하자.

지병이 있는 경우에는 마사지를 받기 전에 담당 의사와 먼저 상의하는 것이 좋다. 다음에 해당한다면 의사의 동의가 필요하다.

림프암

＊ 종양 전문 담당의와 상담하자.
신체가 깊이 이완되면 림프의 흐름이 급증하게 되어 암세포가 림프관을 통해 퍼질 가능성이 있다.

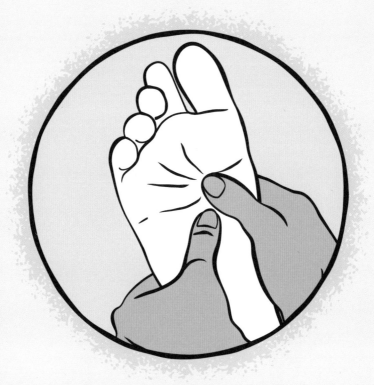

제2형 당뇨병
✽ 마사지 요법 시행 전에 담당 의사와 상담하자.

혈우병
✽ 의사의 허락을 받도록 한다.
의사의 허락을 받았다면 아주 약한 강도로 시작하고 몸 상태를 주의 깊게 살핀다.

고저 혈압 차이가 큰 경우
✽ 의사의 허락을 받도록 한다.
신체가 깊이 이완되면 혈압이 갑자기 매우 낮아지거나 높아질 수 있다.

누르면 안 되는 부위 :

• 발목 주변의 하지정맥
• 근육 염좌
• 인대 염좌
• 골절
• 뼈와 관절의 손상 부위
• 감염된 피부
• 갈라진 피부
• 자상
• 타박상과 기타 피부 질환

BASIC PRINCIPLES

기본 원칙

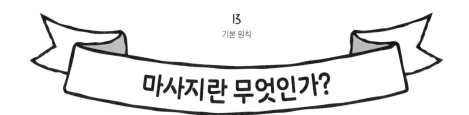

마사지란 무엇인가?

마사지 요법에 따라 지압을 몇 번만 반복해도 안전하고 효과적으로
자가 치유 능력을 활성화시킬 수 있다.

마사지 요법은 긴장을 완화하고 혈액순환을 개선하여 전반적인 신체의 균형을 맞추어 주는 건강한 치유 방법이다.

지압 부위를 표시한 지압점 지도가 이 요법의 기본이다. 발과 손, 그리고 바깥귀에는 신체의 대부분의 기관과 맞닿는 지점들이 존재하는데, 이를 반사구라고 한다. 머리끝에서부터 발끝까지, 그리고 앞뒤를 포함한 인체의 모든 부분이 손과 발, 귀의 반사구, 즉 지압점과 연결되어 있다.

지압점 지도 중에서는 발 지도가 가장 유명하고 세계적으로도 광범위하게 쓰인다. 발 마사지 요법은 손가락으로 발의 특정 지점을 눌러 주는 방식인데, 이 간단한 지압만으로도 발과 멀리 떨어진 장기의 기능을 효과적으로 향상시키거나 중·경증의 통증을 완화하는 데 효과가 있다.

역사 엿보기

발을 자극해서 몸을 치료하는 행위는 중국, 인도, 이집트 등을 포함한 여러 고대 문화에서 시행했던 방법이다. 학계나 전문가 집단에서는 이를 '반사요법'이라고 부르는데, 근대에 와서 발견된 것은 1900년대 초기에 작성된 반사요법 지도와 개념에 대한 문서이다. 두 명의 미국 의사가 반사요법의 순차적인 정렬 방식을 문서화한 것으로, 손과 발에서 인간의 내부 기관들을 그대로 겹쳐 놓은 듯한 모습을 발견했다는 내용이 담겨 있다. 1917년 의학 박사인 윌리엄 피츠제럴드*William FitzGerald*는 기본적인 지도 개념을 포함한 수직 구역 이론을 발표했고, 이후 피츠제럴드 박사와 함께 구역 치료를 광범위하게 연구한 조 셸비 라일리*Joe Shelby Riley* 박사가 1924년 수평 구역 이론을 소개했다. 피츠제럴드 박사의 수직 구역을 바탕으로 한 라일리 박사의 세분화된 수평 구역의 내용은 현대 반사요법이 빠르게 확산하는 데 크게 기여했다. 그리고 몇 년 후 현재 우리가 알고 있는 복잡한 형태의 반사요법 지도가 정립된 것이다.

연구를 바탕으로

덴마크 반사학협회는 1975년부터 반사요법에 관한 연구를 꾸준히 진행했다. 과학계의 프로토콜을 바탕으로 이루어진 이 연구는 점차 중국, 미국, 스페인, 영국, 덴마크, 파라과이를 포함한 전 세계로 확대되었다. 1993년에는 미국 반사요법학회의 빌 플로코*Bill Flocco*와 미국 로스앤젤레스의 테리 올슨*Terry Oleson* 박사에 의해 진행된 반사요법 연구가 의학 저널에 처음으로 게재되기도 했다.

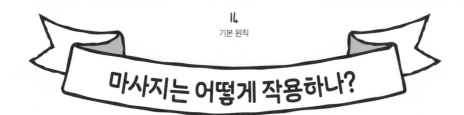

마사지는 어떻게 작용하나?

마사지 요법의 여러 효과 중에서 가장 중요하고 광범위하게 받아들여지는 이론이 바로 신경계에 관련된 이론이다. 의학 박사인 헤수스 만사나레스 *Jesus Manzanares*가 스페인에서 진행한 연구는 이 신경학 이론을 뒷받침해 준다. 신체에서 불균형을 이루는 부위에 해당하는 발바닥 지압점 조직을 따로 떼어 생체 검사를 해 보았더니 이 부분의 신경 섬유가 더 증가해 있었다는 사실을 알게 된 것이다.

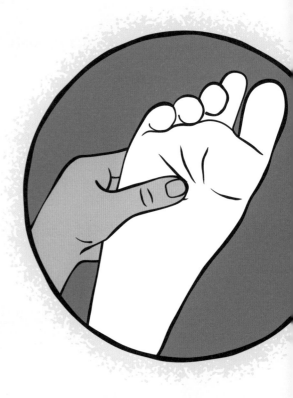

그러면 우리의 목과 어깨, 폐, 요추는 발과 어떻게 연결되어 있을까? 발에 있는 지압점과 이와 상응하는 신체 부위는 신경 경로로 연결되어 있으며 신체 내 메시지는 이를 타고 여기저기 이동하게 된다. 각 발에는 7천 개 이상의 신경 말단이 분포되어 있고, 이 신경은 다리를 지나 몸 전체의 다른 신경과 연결되어 있는 것이다. 그래서 신체 어딘가 균형이 깨지면 발에도 그 영향이 미친다. 예를 들어 요추 근육이 긴장되었다면 요추에 해당하는 발바닥 부위의 신경 말단 근처에도 여러 신경 전달물질이 쌓여 길이 막히게 되는 것이다. 그리고 이 물질 중에는 통증 전달자로서 역할을 하는 'P 물질'도 있다고 알려져 있다. 이런 식으로 축적된 노폐물은 생체 전류가 신경을 통해 자유롭게 흐르는 것을 방해하고 때로는 메시지가 전달되지 못하게 막기도 한다.

지압과 마사지로 P 물질과 다른 화학물질의 흐름을 원활하게 해 준다면 발에서 멀리 떨어진 곳의 통증 역시 완화될 것이다. 아팠던 부위에 균형과 건강이 되돌아오는 것이다.

지압의 힘

우리는 지압이 보여주는 치료 효과 또한 잊지 말아야 한다. 손가락으로 발의 신경 말단을 눌러 경직된 부분을 부드럽게 만들어 주는 이 특별한 기술은 막힌 부분을 풀어 줄 뿐만 아니라 전반적인 혈액순환도 좋아지게 한다. 전신의 긴장을 완전히 풀어 주고 신체 기능을 향상시키면 치료받는 환자의 기분까지 좋아진다.

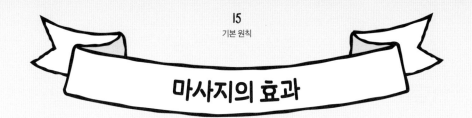

마사지의 효과

마사지 요법의 효과는 현재까지 알려진 것만으로도 굉장히 다양하다.
세계적으로 마사지 요법을 받은 수많은 사람들이 통증 완화와 긴장 해소를 경험했으며
좀 더 건강해졌다고 말한다. 이들은 면역력이 올라가고 활력이 생기는 등의 놀라운 신체 변화를
느꼈다고 증언한다. 여러 가지 효과 중에서 몇 가지만 살펴보도록 하자.

스트레스 경감

바쁜 현대사회를 살아가는 이들에게 균형 있는 삶과 느긋한 마음가짐은 남의 일처럼 느껴질 것이다. 게다가 동반자처럼 따라다니는 만성 스트레스는 신체에 악영향을 주고 질병의 원인이 되곤 한다. 이때 발 마사지를 꾸준히 받으면 신체의 긴장이 완전히 풀리면서 심신의 균형이 다시 찾아오게 된다.

혈액순환 개선

긴장이 완화되면 우리 몸의 가장 작은 혈관인 모세혈관이 확장된다. 그러면 더 많은 산소와 영양분이 각 세포에 전달되어 세포 기능이 향상되고 신체 기능 또한 좋아진다. 마사지 요법은 수술 후 재활치료를 할 때, 또는 상처를 입었을 때 회복을 앞당기기도 한다.

장기와 분비샘 기능 최적화

긴장과 스트레스는 장기와 각종 분비샘의 기능을 약화시키거나 오히려 과활성화시키기도 한다. 그래서 스트레스를 줄이면 혈액순환이 개선되고 세포 기능이 향상되어 신체의 균형이 되돌아온다. 건강한 신체는 조직과 분비샘을 더 효율적으로 관리했을 때 찾아온다.

면역력 강화

발 마사지 요법은 몸이 균형을 찾는 데 도움을 준다. 지압을 받게 되면 긴장이 완화되고 신체 기능이 제자리를 찾기 시작한다. 그러면 면역체계 역시 힘을 받아 자가 치유 능력이 강화되는 것이다. 꾸준하게 이 요법을 실시하는 사람들의 건강이 전반적으로 향상되는 것이 이를 증명한다.

통증과 불쾌감 완화

스트레스와 긴장이 풀리면서 깊은 이완 상태에 들어가면 신체는 통증을 완화하거나 심지어 없애는 특정 화학물질을 분비한다.

수면 개선

마사지를 받을 때나 받은 뒤 숙면을 취하는 경우가 많다. 스트레스와 긴장이 사라지면서 분비샘의 기능이 최적화되고 수면에 필요한 호르몬이 적절히 생성되면서 질 좋은 수면을 할 수 있도록 돕는 것이다.

해독 작용

지압을 통해 신경 말단을 막고 있던 여러 화학물질을 분해하면, 이 물질이 신장을 통해 걸러져 소변과 함께 배출되어 해독 작용이 일어난다.

The
REFLEXOLOGY
MAP

발 지압점 지도

이 지도는 전신의 기관이 압축된 형태로서 신체에 있는 모든 기관이 발에도 있음을 표시한 것이다. 즉 발에 표시한 전신 지도라고 말할 수 있다. 신체의 오른쪽에 있는 지압점은 오른발에, 왼쪽에 있는 모든 지압점은 왼발에 있다. 다음 장으로 페이지를 넘기면 여러 각도에서 보는 신체 지도 세 가지가 나온다. 이 지도를 기본으로 지압을 하되, 사람마다 장기의 위치가 조금씩 다른 것처럼 지압점의 위치도 조금씩 다를 수 있다는 사실을 염두에 두자. 그러니 마사지할 때 지압 부위를 조금 더 넓게 잡으면 목표한 곳이 전부 포함될 것이다.

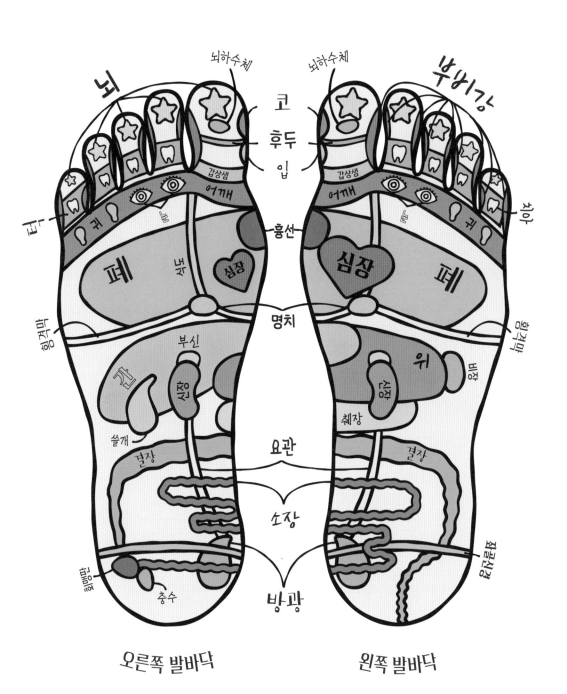

오른쪽 발바닥　　　　　　　　　　왼쪽 발바닥

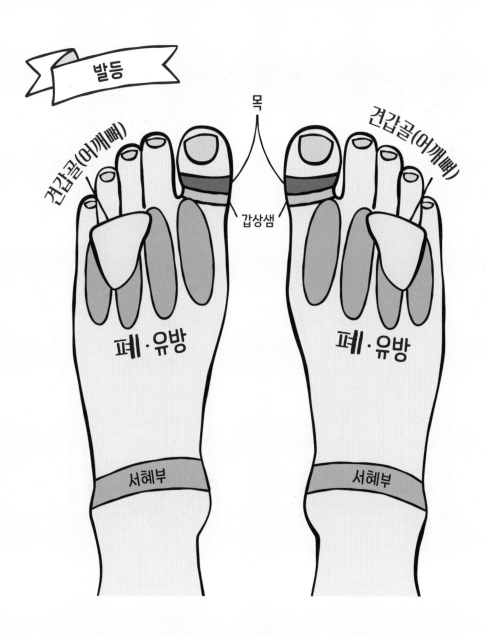

발등

목

견갑골(어깨뼈)

견갑골(어깨뼈)

갑상샘

폐·유방

폐·유방

서혜부

서혜부

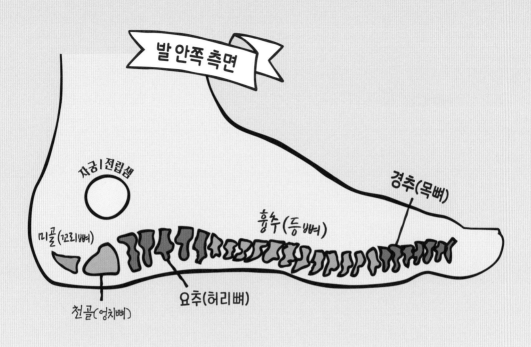

발 안쪽 측면

자궁|전립샘

경추(목뼈)

흉추(등뼈)

미골(꼬리뼈)

요추(허리뼈)

천골(엉치뼈)

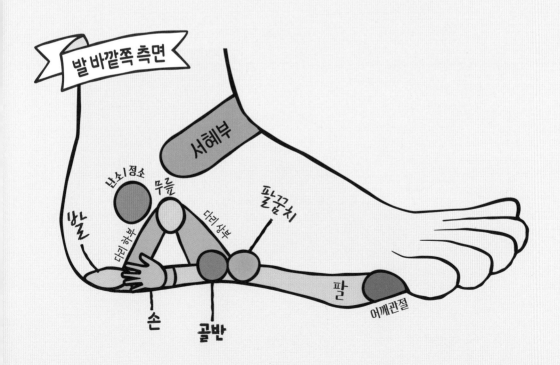

발 바깥쪽 측면

서혜부

난소|정소

무릎

다리 하부

다리 상부

팔꿈치

발

손

골반

팔

어깨관절

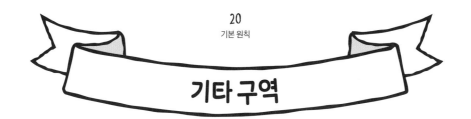

기타 구역

이 페이지에서는 조 셸비 라일리와 윌리엄 피츠제럴드 박사가 개발한
초기 마사지 요법 지도 두 가지를 소개한다. 수평 구역과 수직 구역 지도는
정확한 지압점을 찾는 데 유용한 가이드라인이 될 것이다.

수평 구역 사용법

몸에서 불편함이 느껴지는 곳을 찾은 다음 발에서 해당 부위를 지압해 보자.

발가락은 머리와 목,

발 앞꿈치는 가슴,

발바닥 중앙은 복부 중앙과 윗배,

발뒤꿈치는 아랫배와 골반,

발 안쪽은 몸 중앙과 척추,

발 바깥쪽은 팔과 다리에 해당한다.

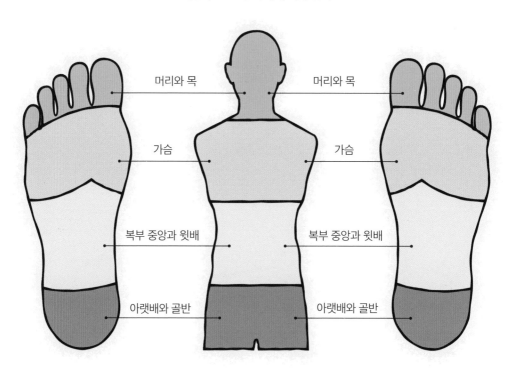

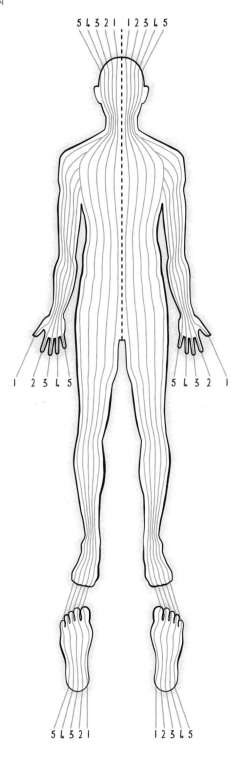

수직 구역 사용법

먼저 신체를 세로로 반을 나누자. 그리고 한쪽에 5구역씩, 총 10구역으로 나눈다. 발 역시 수직으로 나눈 뒤 각 5구역씩, 총 10구역으로 나눈다. 신체에 매겨진 구역의 숫자와 발의 숫자는 일치한다.

몸에서 불편함이 느껴지는 곳을 찾은 다음 발에서 해당하는 부위를 지압해 보자.

TIP: 모든 부위에 가능해요

이 두 개의 지도를 보면 마사지 요법을 진행할 수 있는 부위는 우리 몸 전체라는 사실을 알 수 있다. 장기뿐만 아니라 복부 근육통이나 갈비뼈 타박상, 햇볕으로 화상을 입은 팔까지 모든 부위를 지압할 수 있다.

TECHNIQUES

기술

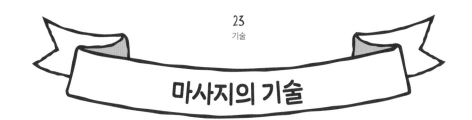

마사지의 기술

마사지 요법에는 다양한 지압 기술이 포함되어 있다.
이 기술은 모두 발에 있는 작은 지압점에 사용되기 때문에 움직임이 크지 않으며,
막힌 말단 신경 주변을 풀어 주도록 설계되어 있다.

엄지 구부리기는 우리가 앞으로 계속 사용할 핵심 기술이다. 그리고 엄지 외 손가락 한 개, 또는 두세 개를 붙여서 발등의 긴 뼈 사이 움푹 들어간 곳을 누르는 방법도 있다.

이 기술들은 자신을 포함하여 다른 사람에게도 사용할 수 있다. 우선 손톱을 짧게 유지하여 지압할 때 거슬리거나 상처를 내지 않도록 하자. 엄지 구부리기는 발 안쪽에서 바깥쪽, 또는 바깥쪽에서 안쪽으로 할 수 있으며, 방향은 자기 발에 할지 타인의 발에 할지에 따라 달라질 수 있다. 발가락 지압을 할 때는 엄지 구부리기 대신 나머지 손가락 구부리기 방식이 더 편하다고 느낄 수도 있다. 자신이 가장 편하다고 생각되는 방법을 택하면 된다.

엄지 구부리기

이 기술은 발바닥의 넓은 면을 지압할 때 가장 효과적이다.
하지만 약간의 수정을 가미해서 엄지 끝으로 지압을 하면
발가락에도 이 기술을 사용할 수 있다.

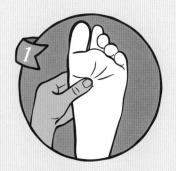

엄지손가락을 살짝 구부려서
발바닥에 대고
부드럽게 눌러 준다.

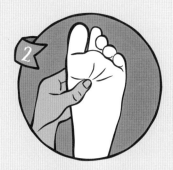

누른 상태 그대로
손가락 마디가 앞으로
더 튀어나오도록 구부린다.

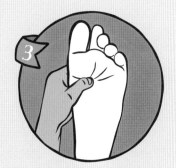

구부린 각도가 거의 90°가
될 때까지 손끝을 누르면서
손가락을 구부린다.
다시 처음 자세로 돌아온다.

엄지 외 손가락 구부리기

이 기술도 엄지 구부리기와 비슷하다.
특히 발가락등이나 발가락 사이처럼 엄지손가락으로 지압하기에는
조금 좁은 부위를 마사지할 때 유용하다.

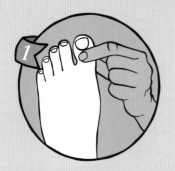
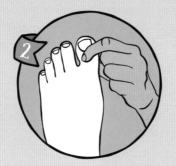
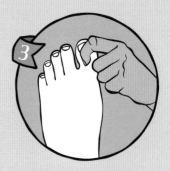

| 지압할 부분에
검지나 기타 손가락을 대고
부드럽게 눌러 준다. | 누른 상태에서
손가락을 구부린다. | 마디에 힘을 주어
손가락을 더 동그랗게 구부린다.
다시 처음 자세로 돌아온다. |

두 손가락 구부리기

이 기술은 발등과 엄지발가락을 제외한
네 개의 작은 발가락등을 지압할 때 유용하다.

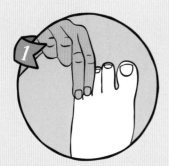
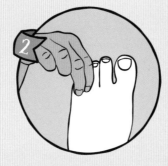
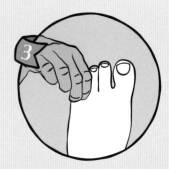

| 검지와 중지를 붙여
지압 부위에 대고
부드럽게 눌러 준다. | 그대로 누른 채
손가락을 구부린다. | 검지와 중지 끝에 힘을 주어
손가락을 더 동그랗게 구부린다.
다시 처음 자세로 돌아온다. |

부드러운 동작 유지

손가락 구부리기 기술은 물 흐르듯 부드럽게 이어지는 동작이다. 지압 부위의 피부만 문지르거나 부분 부분 뛰어넘지 않게 주의하며 발 전체를 마사지해야 한다. 지압하는 방향으로 손가락 끝을 구부렸다 펴면 자동으로 움직임이 일어날 것이다. 즉 손가락 마디를 최대한 구부렸다가 다시 살짝 펴면 손가락이 자연스럽게 앞으로 움직인다.

누른 채 돌리기

이 기술은 발바닥 모든 부위에 적용할 수 있다. 손가락 구부리기를 하다가 통증이 많이 느껴지는 부위를 진정시킬 때 사용하면 도움이 된다.

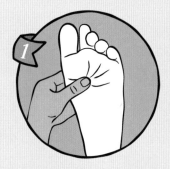

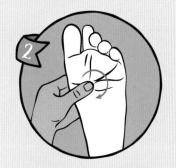

지압 부위에 엄지손가락을 대고 몇 분간 그대로 부드럽게 누르고 있자.

누른 상태를 유지한 채 천천히 원을 그리듯 손가락을 돌린다. 피부만 문지르는 게 아니라 피부 아래 근육을 돌린다는 느낌으로 해야 한다.

세 손가락으로 누른 채 밀기

이 기술은 발등의 긴 뼈 사이 움푹 들어간 부위를 지압할 때 사용한다.

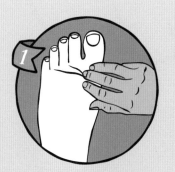

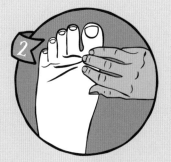

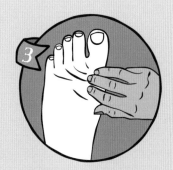

검지와 중지, 약지를 나란히 붙이고 발등에서 발가락 바로 아래에 있는 긴 뼈 사이에 올린다. 몇 분간 부드럽게 누르고 있자.

힘을 더 빼고, 그 자세 그대로 손가락을 발가락 쪽으로 쓸어 올린다.

이번에는 지압 부위를 부드럽게 누르면서 발목 쪽으로 쓸어내린다. 피부만 문지르는 게 아니라 힘주어 당기듯 해야 한다.

REFLEX POINTS

지압점

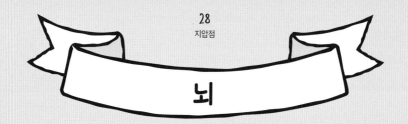

뇌

뇌 지압점은 양쪽 엄지발가락 끝을 포함한
발가락 위쪽에 위치한다.

지압 방법

엄지발가락 안쪽 끝에 엄지손가락을 올려놓는다.
발가락 위쪽 끝에 가깝게 붙이자. 그리고 엄지발
가락 바깥쪽 끝까지 가로로 엄지 구부리기를 한
다. 손가락을 떼고 이번에는 조금 아래로 내려와
같은 방향으로 진행한다. 이런 식으로 엄지발가락
위쪽 끝에서부터 1/3정도 아래로 내려온 지점까
지 모두 눌러 준다. 검지와 중지로 엄지발가락등
을 받쳐 주면 더 안정감 있게 할 수 있다. 엄지발
가락이 끝나면 나머지 네 개의 발가락도 동일하게
지압을 해 준다. 이번에도 발가락 끝에서 1/3정도
내려오는 지점까지 지압하되, 가로로 진행하지 않
고 세로로 누른다. 작은 발가락들 역시 검지와 중
지로 발가락등을 받치고 진행한다.

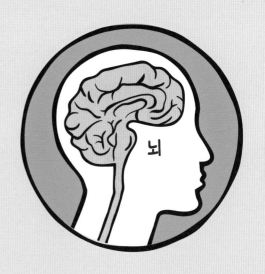

뇌

효과

뇌는 메시지가 오가는 중요한 부위이다. 그러니
뇌 지압점을 마사지해야 할 이유는 다양할 것이
다. 이 지점을 지압하면 뇌의 긴장이 풀리면서 신
체 다른 곳의 기능까지 향상된다.

TIP: 민감한 부위는 가볍게

해부학적으로 발가락 끝은 다른 지압점보다 더 민
감한 곳이라 가볍고 부드럽게 눌러 주는 것이 포인
트다.

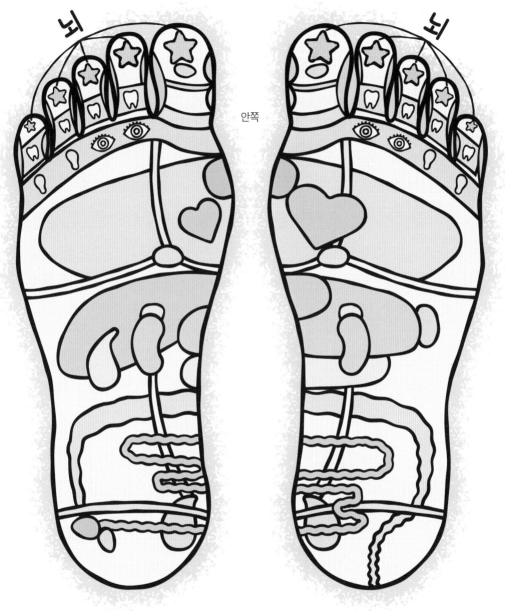

뇌

뇌

안쪽

바깥쪽

바깥쪽

오른쪽 발바닥

왼쪽 발바닥

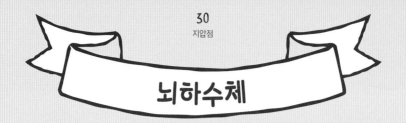

뇌하수체

뇌하수체 지압점은 양쪽 엄지발가락 중앙,
첫 번째 마디 위에 있다.

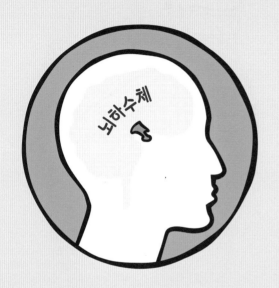

지압 방법

왼발부터 시작한다. 엄지발가락 첫 번째 마디 위쪽 중앙에 엄지손가락을 올려놓는다. 몇 분가량 누르다가 부드럽게 돌려 준다. 해당 지압점을 벗어나지 않도록 하자. 몇 분 정도 누르기와 돌리기를 번갈아 반복한다. 그리고 엄지 구부리기 기술로 지압점과 그 주변을 마사지해 준다. 왼발이 끝나면 오른발을 시작한다.

효과

뇌하수체는 신체의 호르몬 분비를 조절하는 매우 중요한 기관이다. 그래서 이 부위 지압점을 자극하면 호르몬 분비 기능의 균형이 유지되고 전체 내분비계가 효율적으로 일을 하는 데 도움이 된다.

TIP: 다양한 기술을 활용하세요

누르기, 돌리기, 엄지 구부리기 기술 세 가지를 모두 사용할지, 아니면 한두 가지만 할지는 자신이 선택하면 된다. 순서 역시 정해져 있지 않다.

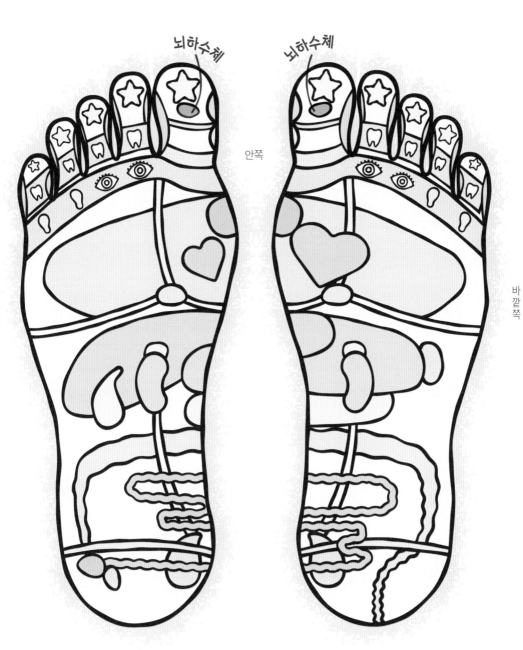

뇌하수체

뇌하수체

안쪽

바깥쪽

바깥쪽

오른쪽 발바닥

왼쪽 발바닥

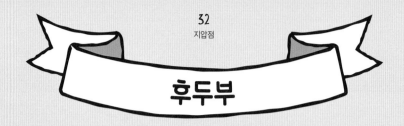

후두부

후두부 지압점은 양 엄지발가락
첫 번째 마디이다.

지압 방법

후두부를 지압할 때는 항상 양발 모두 마사지해
주도록 하자. 먼저 검지와 중지, 약지를 나란히 붙
여서 왼쪽 엄지발가락등을 받친다. 엄지손가락을
엄지발가락 첫 번째 마디 안쪽 끝에 대고 발 바깥
쪽인 둘째 발가락 방향으로 엄지 구부리기를 한
다. 마디 위를 몇 번 눌러 준 뒤 마디 아래로 내려
와 지압한다.

엄지발가락 마디와 그 주변을 수평으로 지압한
뒤에는 수직으로도 해 주자. 검지와 중지, 약지로
엄지발가락등 위쪽을 받친다. 그리고 엄지발가락
안쪽 끝에 엄지손가락을 댄다. 첫 번째 마디 바로
위쪽이다. 위에서 시작해 마디를 지나 아래쪽으로
엄지 구부리기를 한다. 마디와 그 주위까지 모두
눌러 준다. 끝나면 오른발로 넘어간다.

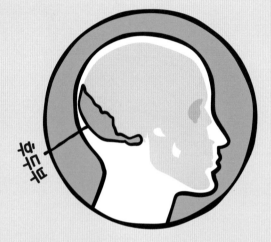

효과

후두부는 척추와 머리가 만나는 지점이라 이곳을
눌러서 후두부 근육을 이완시키면, 긴장성 두통과
편두통, 목 통증 등이 어느 정도 완화된다.

TIP: 조금씩 움직이며 지압하기

지압점이 작기 때문에 조금씩 움직이며 마사지해야
한다. 발가락 마디가 부드러워질 때까지 지압을 이
어나가자.

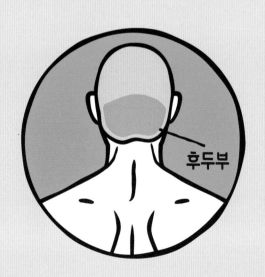

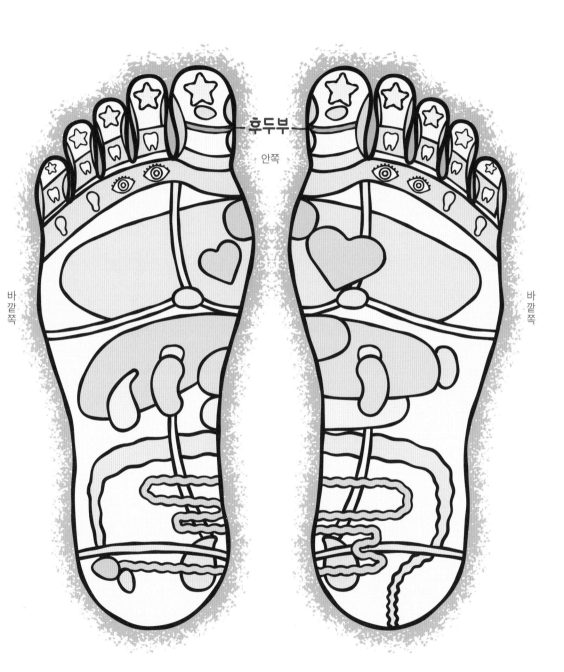

후두부

안쪽

바깥쪽

바깥쪽

오른쪽 발바닥

왼쪽 발바닥

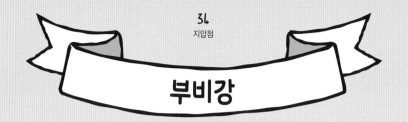

부비강

부비강 지압점은 발가락 양옆과 바닥에 있다.

지압 방법

왼발부터 시작한다. 검지와 중지, 약지를 붙여 엄지발가락등을 받친다. 엄지발가락 안쪽 끝에 엄지손가락을 대고, 위쪽에서 시작해 아래로 내려오며 엄지 구부리기를 한다. 같은 방식으로 나머지 발가락 안쪽을 모두 지압한다.

안쪽이 끝나면 바깥쪽을 지압한다. 이번에는 새끼발가락부터 시작한다. 검지와 중지, 약지로 새끼발가락등을 받친다. 새끼발가락 바깥쪽 끝에 엄지손가락을 대고, 발가락 위쪽에서 시작해 아래로 엄지 구부리기를 한다. 같은 방식으로 나머지 발가락 바깥쪽도 모두 마사지한다.

끝나면 발가락의 바닥 쪽도 지압한다. 검지와 중지, 약지를 붙여 엄지발가락등을 받친다. 엄지발가락 위쪽 끝에 엄지손가락을 댄다. 살짝 안쪽 끝으로 가깝게 붙인 다음 아래로 내려오며 엄지 구부리기를 한다. 이번에는 엄지 발끝에서 시작하되 살짝 바깥쪽으로 옮긴 부분에서 시작하여 아래로 내려온다. 이런 식으로 엄지발가락 전체를 지압한다. 나머지 발가락도 같은 방법으로 지압한다. 왼발이 끝나면 오른발로 넘어가자.

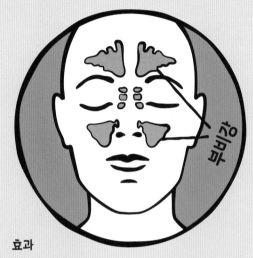

부비강

효과

얇은 근육막으로 이루어진 부비강은 한 쌍씩 두 개가 있고 비어 있는 공간은 두개골과 연결된다. 이 부위를 지압하면 일반적인 코막힘을 비롯해 부비강이 막혀서 생기는 두통, 급성 부비동염, 비염 등의 증상이 좋아진다.

TIP: 조금씩 움직이며 지압하기

발가락 양옆과 발가락 바닥을 지압할 때는 부위가 작은 만큼 움직임이 크면 좋지 않다.

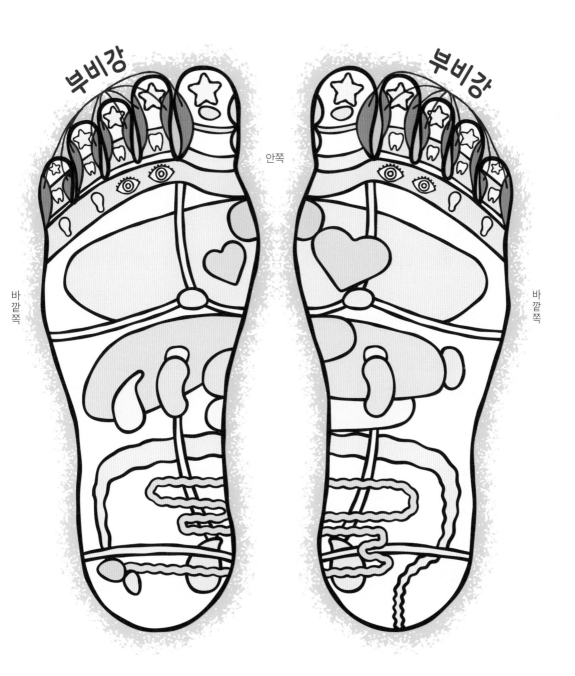

부비강

부비강

안쪽

바깥쪽

바깥쪽

오른쪽 발바닥

왼쪽 발바닥

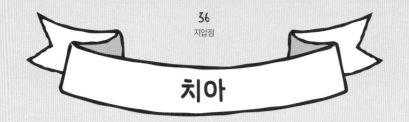

치아

치아 지압점은 양쪽 둘째, 셋째, 넷째, 새끼발가락 첫째 마디 아래에 있다.
그리고 엄지발가락등의 발톱과 첫째 마디 사이에 있다.

지압 방법

치아 통증이 느껴지는 쪽의 발부터 한다. 먼저 네
개의 작은 발가락 마디부터 시작하자. 둘째 발가
락의 첫 마디에 엄지손가락을 올려놓는다. 가로로
엄지 구부리기를 여러 번 해 준다. 나머지 발가락
도 똑같이 눌러 준다. 마사지가 모두 끝나면 엄지
발가락등으로 넘어간다. 엄지 발톱 바로 아래쪽에
엄지손가락을 올려놓는다. 가로 방향으로 엄지 구
부리기를 한다. 손가락을 떼고 이번에는 조금 더
아래로 내려와서 지압해 주자. 첫째 마디에 다다
를 때까지 계속한다. 끝나면 반대 발로 넘어간다.

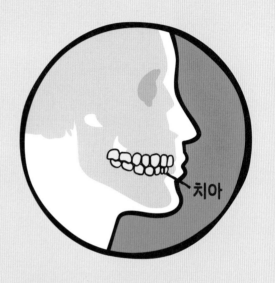

치아

효과

해당 부위를 지압하면 치통이나 잇몸 염증 완화에
도움이 된다. 그러나 이가 아픈 경우 치과에 최대
한 빨리 가서 치료를 받는 것이 좋다.

TIP: 살살 누르기

발가락의 바닥 쪽 마디는 매우 민감하다. 그러니 지
압을 할 때 가볍게 누르며 시작하고, 통증이 느껴지
면 가라앉을 때까지 가만히 누르고 있자. 네 개의 작
은 발가락에 엄지 구부리기를 할 때는 손끝을 이용
해 지압하면 된다.

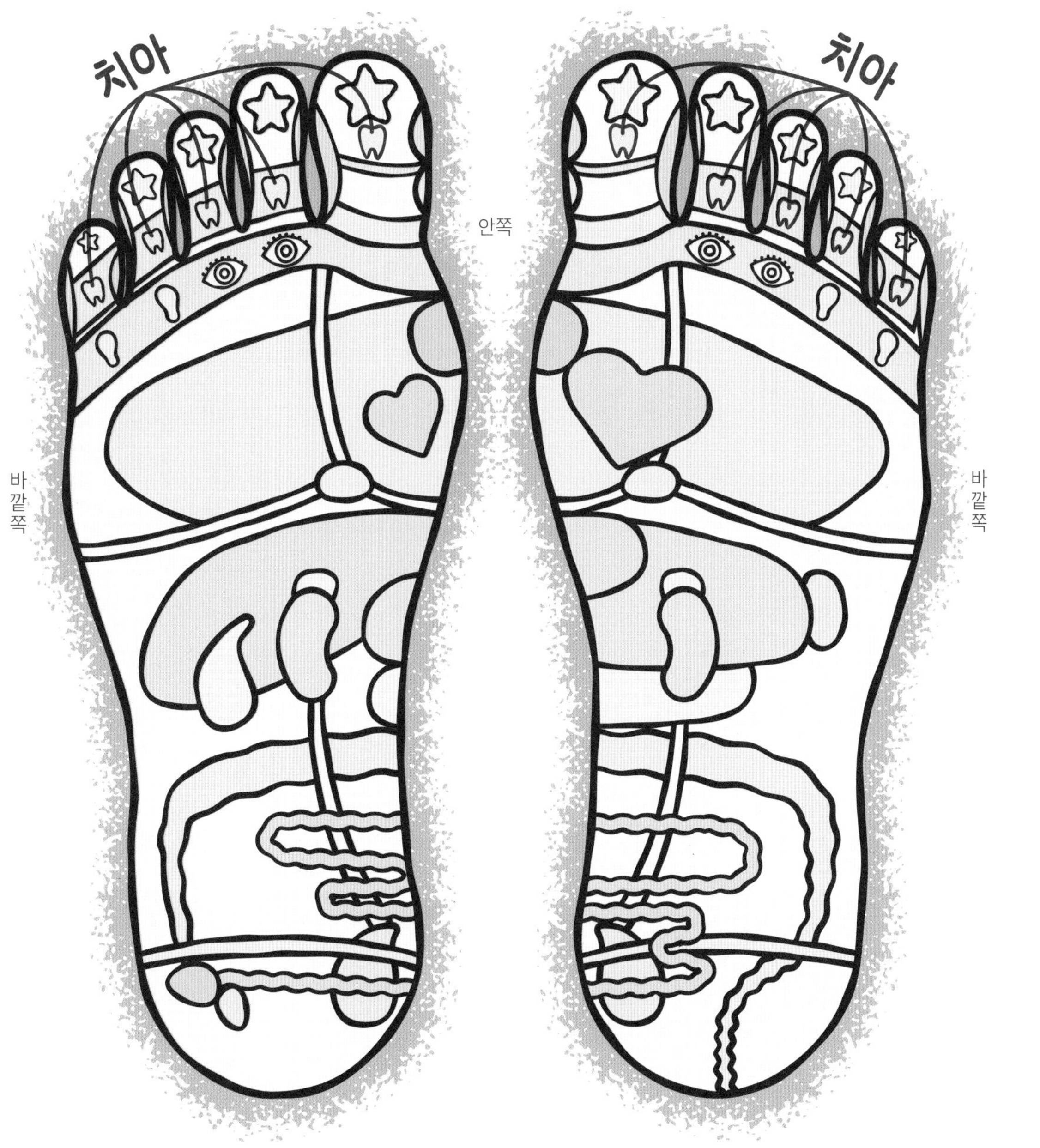

치아

안쪽

치아

바깥쪽

바깥쪽

오른쪽 발바닥

왼쪽 발바닥

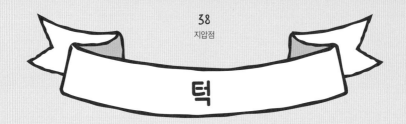

턱

턱 지압점은 양쪽 발가락의 바닥과 등에 모두 있으며,
첫째 마디 전체에 분포한다.

지압 방법

한쪽 턱에 통증이 느껴지거나 턱관절장애(TMJ)
가 있다면 같은 쪽의 발을 자극해 보자. 엄지발가
락 관절 부위를 먼저 지압하면 된다. 우선 엄지손
가락을 엄지발가락 안쪽 끝, 관절 바로 위에 놓는
다. 안쪽에서 바깥쪽으로 엄지 구부리기를 하며
눌러 준다. 엄지손가락을 떼어 반대 방향으로 되
돌아 가는데, 이번에는 관절을 지압한다. 다음은
관절 아래를 가로지르며 지압한다. 엄지발가락 지
압이 끝나면 나머지 발가락 네 개의 관절과 주변
부도 똑같이 지압해 준다. 발가락바닥 쪽을 마치
면 발가락등의 마디와 그 주변으로 넘어간다.

턱관절장애가 있다면 엄지발가락 관절과 그 주
변을 엄지 구부리기 방식으로 몇 번 더 눌러 주도
록 하자. 특히 엄지발가락 바깥쪽 절반까지는 더
신경 써서 눌러 주는 것이 좋다.

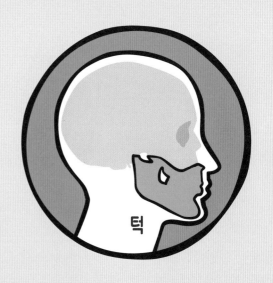

턱

효과

하악골로도 불리는 아래턱뼈의 근육 덕분에 우리
는 모든 방향으로 턱을 움직일 수 있다. 턱관절은
아래턱에서 귀를 지나 두개골과 연결되며, 이 부
분을 지압하면 턱뼈 근육이 풀려서 통증이나 불편
함이 많이 줄어든다.

TIP: 시작은 부드럽게

발가락바닥 쪽 마디는 예민해서 처음 시작할 때는
부드럽게 눌러 줘야 한다. 통증이 느껴지면 가라앉
을 때까지 꾹 누르고 있자. 작은 발가락 네 개는 면
적이 작아서 손끝으로 엄지 구부리기를 하면 어렵지
않게 지압할 수 있다.

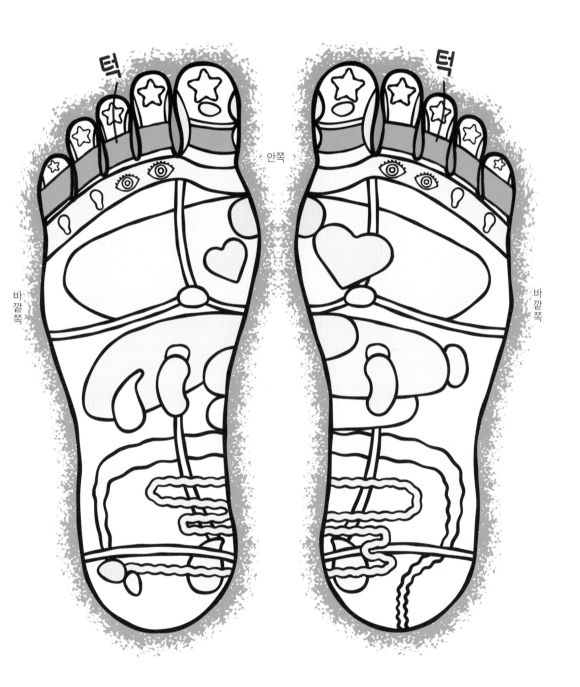

턱

안쪽

턱

바깥쪽

바깥쪽

오른쪽 발바닥

왼쪽 발바닥

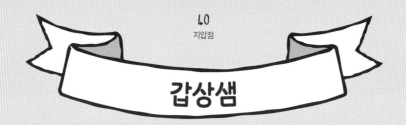

갑상샘

갑상샘 지압점은 양 엄지발가락의 바닥과 등에 모두 있으며,
발 앞꿈치와 발가락이 맞닿는 부분에 위치한다.

지압 방법

왼발부터 시작한다. 발가락바닥 쪽을 지압할 때는
검지와 중지, 약지로 엄지발가락등을 받친다. 엄
지발가락 첫째 마디에서 아래로 내려와 엄지 구부
리기를 시작한다. 안쪽에서 시작해서 둘째 발가락
방향인 바깥쪽으로 나아가며 가로로 눌러 준다.
손가락을 떼고 이번에는 조금 더 아래로 내려와서
마사지한다. 지압점 전체를 마사지할 때까지 계속
하자. 끝나면 검지를 이용해 엄지발가락등을 지압
할 차례이다. 엄지손가락으로 엄지발가락 바닥을
받친다. 첫째 마디 아래의 안쪽 끝부분부터 검지
구부리기를 시작한다. 둘째 발가락 방향으로 꼼꼼
하게 눌러 준다. 발가락 바닥과 등 지압이 모두 끝
나면 오른발로 넘어가자.

효과

갑상샘은 목에 있는 큰 분비샘으로, 신진대사와
혈중 칼슘 수치 등을 조절하는 호르몬을 만드는
아주 중요한 곳이다. 해당 지압점을 마사지해 주
면 신체의 다양한 기능이 향상된다.

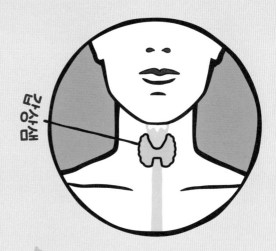

★ TIP: 조심스럽게 확인하며 지압하기

엄지발가락등에는 살이 거의 없어서 지압할 때 피
부 밑의 힘줄과 혈관이 고스란히 느껴질 수 있다.
이 부분을 지압할 때는 힘을 많이 빼고 부드럽게 마
사지한다.

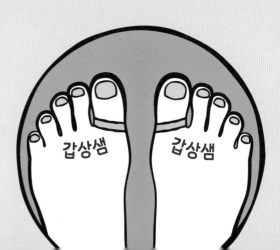

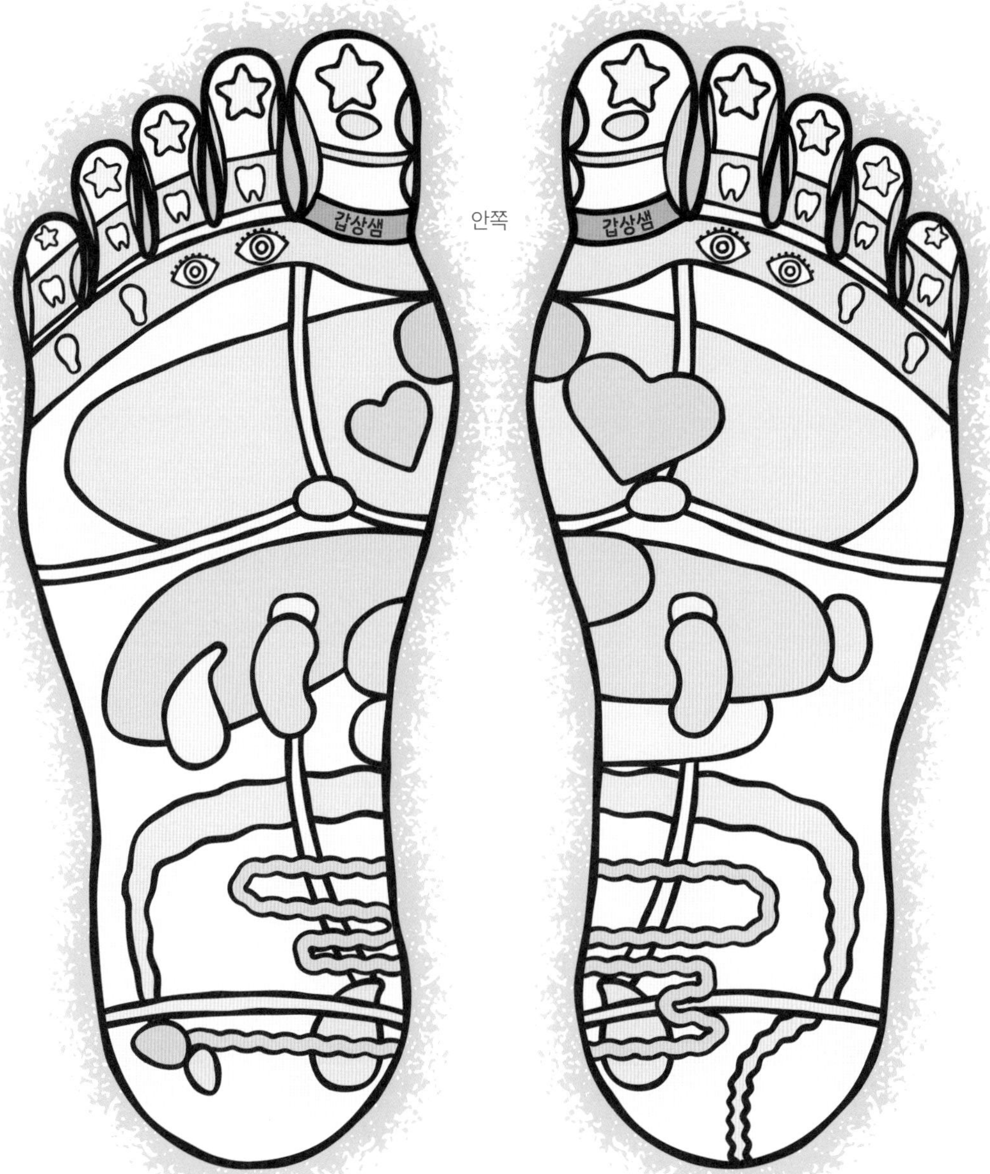

41
지압점

바깥쪽

안쪽

갑상샘

갑상샘

바깥쪽

오른쪽 발바닥

왼쪽 발바닥

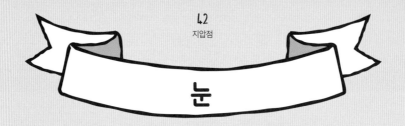

눈

눈 지압점은 양발의 둘째와 셋째 발가락 바로 아래에 있다.

지압 방법

왼발부터 시작한다. 셋째와 넷째 발가락 사이 아래에 엄지손가락을 올려놓는다. 안쪽으로 엄지 구부리기를 하며 둘째와 셋째 발가락 아래를 모두 마사지한다. 되도록 발가락 쪽에 가깝게 붙어서 하도록 한다. 한 방향으로 몇 번 더 지압한 뒤 반대 방향으로도 한다. 지압을 더 하고 싶다면 지압 부위 아래부터 시작해 발가락이 시작되기 전까지 위쪽으로 엄지 구부리기를 하면 된다. 왼발이 끝나면 오른발로 넘어가자.

효과

우리 눈은 쉽게 피로해진다. 특히 오랜 시간 컴퓨터나 휴대전화를 들여다보거나 운전을 한 뒤, 수면이 부족하다면 더 심해진다. 이때 해당 지압점을 마사지해 주면 눈의 피로가 많이 풀린다.

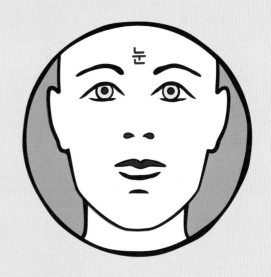

TIP: 손끝으로 지압하기

눈 지압점을 마사지할 때는 특히 엄지손가락 끝만 이용해 조금씩 움직이며 눌러 주어야 효과가 좋다.

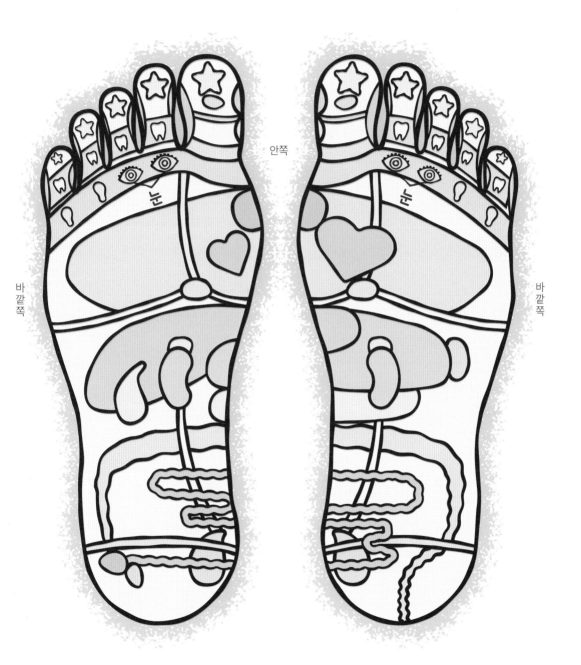

안쪽

바깥쪽

바깥쪽

눈

눈

오른쪽 발바닥

왼쪽 발바닥

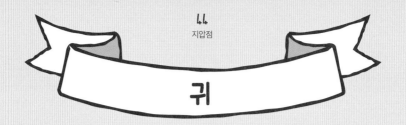

귀

귀 지압점은 넷째와 새끼발가락 바로 아래에 있다.

지압 방법

왼발부터 시작한다. 새끼발가락에서 아래로 내려와 발 앞꿈치의 바깥쪽 끝에 엄지손가락을 올려놓는다. 넷째 발가락 아래까지 안쪽으로 엄지 구부리기를 한다. 최대한 발가락 쪽에 붙어서 지압한다. 몇 번 반복한 뒤 방향을 바꿔서 안쪽에서 바깥쪽으로 지압한다. 더 지압해 주고 싶다면 앞꿈치 아래부터 시작해 발가락이 시작되기 전까지 위쪽으로 엄지 구부리기를 해 주면 된다. 이 방식으로 넷째와 새끼발가락을 모두 마사지하고 나면 오른발로 넘어가자.

　귀 안쪽 문제를 해결하고 싶다면 넷째 발가락 아랫부분에 더 집중하고, 셋째 발가락까지 눌러주면 좋다.

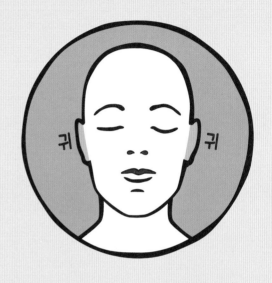

효과

해당 지압점을 마사지하면 귀에서 소리가 나는 이명 증상을 개선할 수 있고, 중이염에도 도움이 된다.

TIP: 조금씩 움직이며 지압하기

엄지손가락 끝을 사용해 움직임을 줄이면 최상의 결과를 얻을 수 있다.

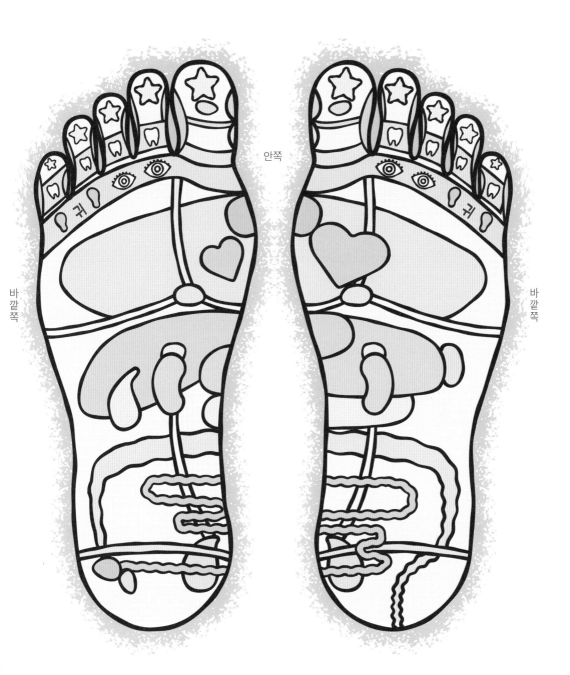

안쪽

바깥쪽

바깥쪽

오른쪽 발바닥

왼쪽 발바닥

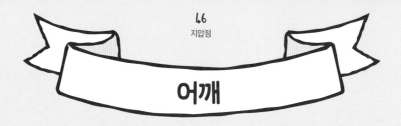

어깨

어깨 지압점은 양발의 발가락 바로 아래에 있다.

지압 방법

한쪽 어깨가 아프다면 같은 쪽 발부터 시작한다.
엄지발가락 바로 아래, 발 안쪽 끝에 엄지손가락
을 올려놓은 뒤 바깥쪽 끝까지 엄지 구부리기를
하자. 최대한 발가락 가까이에 붙여서 한다. 방향
을 바꿔서도 할 수 있는데, 안쪽에서 바깥쪽으로
한 다음 다시 바깥쪽에서 안쪽으로 해 주는 식이
다. 발가락 아래 두툼하고 넓은 부분의 위쪽만 마
사지해 주면 된다.

마사지 도중 경직된 듯 단단한 부위 또는 민감
한 부위가 있다면 힘을 줄이고 주의를 기울여 눌
러 준다. 단단했던 부분이 부드러워지거나 압통이
줄어들 때까지 해 준다. 더 지압하고 싶다면, 발가
락 물갈퀴 부분을 살짝 꼬집어 주자. 지압이 끝나
면 반대쪽 발로 넘어간다.

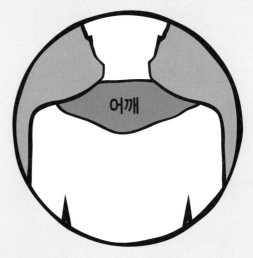

효과

스트레스를 받거나 오랜 시간 책상에 앉아 있으
면 어깨가 굳기 쉽다. 해당 지압점을 마사지해 주
면 어깨 근육이 풀려서 통증과 불편함이 많이 사
라진다.

TIP: 양발 모두 지압

한쪽 어깨만 아프더라도 양발을 모두 지압해 주는
것을 추천한다.

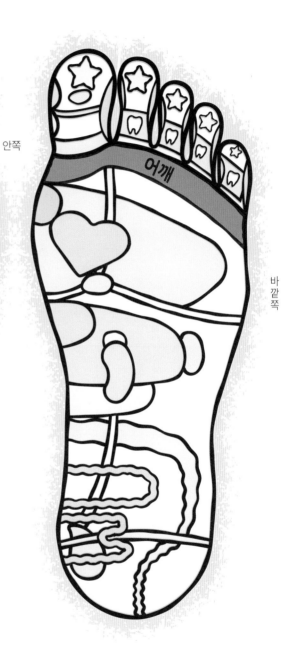

안쪽

바깥쪽

바깥쪽

어깨

어깨

오른쪽 발바닥

왼쪽 발바닥

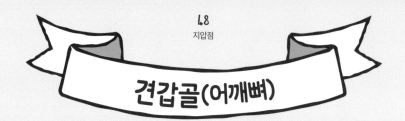

견갑골(어깨뼈)

견갑골 지압점은 양발 셋째, 넷째 발가락 아래 도톰한 부분에 있다.
그리고 발등에는 발 바깥쪽의 긴 뼈 사이 세 곳에 지압점이 있다.

지압 방법

한쪽 어깨가 결린다면 같은 쪽 발 지압점을 마사
지해 보자. 넷째 발가락 바로 아래에 엄지손가락을
올려놓는다. 안쪽 방향으로 엄지 구부리기를 하며
셋째 발가락 아래까지 연결해서 눌러 준다. 손가락
을 떼고 다시 처음 위치로 돌아오되, 이번에는 조
금 더 아래로 내려와서 시작한다. 다음에는 더 아
래로 내려오는 식으로 계속 마사지해 준다. 한쪽
발이 끝나면 반대쪽으로 넘어가자.

　양 발바닥을 모두 지압하고 나면 발등 바깥쪽
긴 뼈 사이 세 곳도 지압해 준다. 검지와 중지, 약
지를 붙인 후 손끝으로 넷째와 새끼발가락 아래쪽
뼈 사이를 누른다. 몇 분간, 또는 압통이 사라질 때
까지 부드럽게 누르고 있자. 같은 방식으로 셋째,

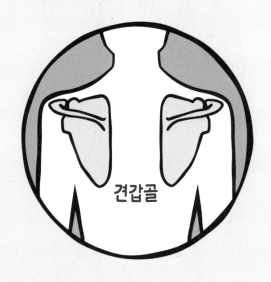

넷째 발가락 아래와 둘째, 셋째 발가락 아래 긴 뼈
사이도 눌러 준다. 끝나면 반대쪽 발로 넘어간다.

효과

견갑골은 위팔과 쇄골을 잇는 뼈이다. 어깨뼈에
해당하는 발바닥과 발등 지압점을 마사지하면 어
깨뼈와 주변의 근육이 풀려 통증과 불편함이 많
이 감소한다.

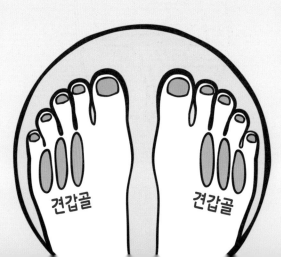

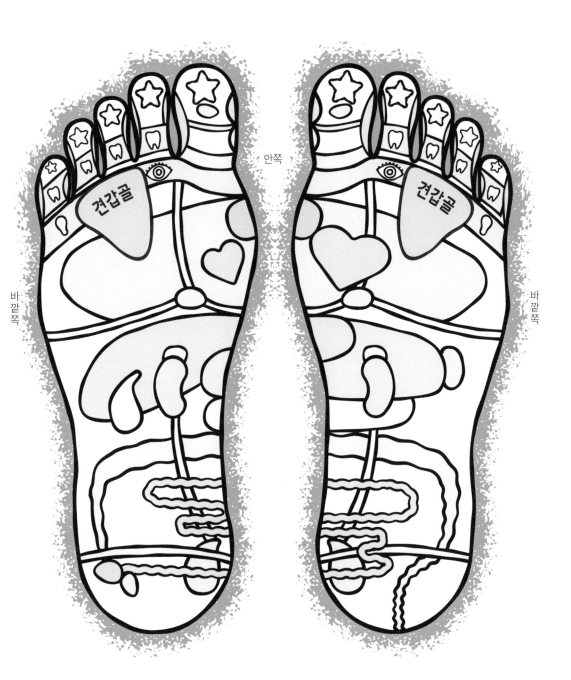

안쪽

바깥쪽

바깥쪽

견갑골

견갑골

오른쪽 발바닥

왼쪽 발바닥

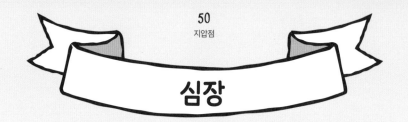
심장

심장 지압점은 발바닥의 엄지발가락 아래 볼 부분에 있다.
왼발은 엄지와 둘째 발가락 아래에 걸쳐 있고, 오른발은 엄지발가락 아래에 있다.

지압 방법

심장 지압점 역시 양발 모두에 있으며 왼발부터
시작한다. 발바닥 안쪽 끝에 엄지손가락을 올려
놓는다. 엄지발가락에서 조금 아래쪽이다. 바깥쪽
으로 엄지 구부리기를 하며 둘째 발가락 아래까
지 눌러 준다. 손가락을 떼고 다시 안쪽부터 시작
하되, 이번에는 조금 더 아래로 내려와서 한다. 심
장 지압점을 모두 마사지할 때까지 반복한다. 왼
발이 끝나면 오른발로 넘어간다. 오른발 지압점은
더 작다. 같은 방식으로 엄지발가락 아래 볼 부분
을 지압해 준다.

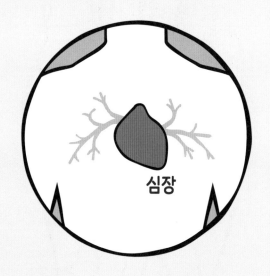

심장

효과

발바닥 가슴에 해당하는 두툼한 부위(볼을 포함
하여)를 지압하면 심장이 위치한 가슴 전체 근육
이 이완된다. 심장은 혈액을 전신으로 보내는 특
별한 근육으로 이루어져 있다. 가슴 근육이 풀려
혈액순환이 잘 되면 심장 역시 더 효율적으로 일
을 할 수 있고 불필요한 긴장과 스트레스를 최소
화할 수 있게 된다.

TIP: 심장 부위를 부드럽게 풀어 주기

지압 도중 통증이 느껴지면 손가락 힘을 빼야 한다.
심장 지압점을 엄지 구부리기로 눌러 줄 때는 편안
함을 느낄 정도로 부드럽게 해야 한다.

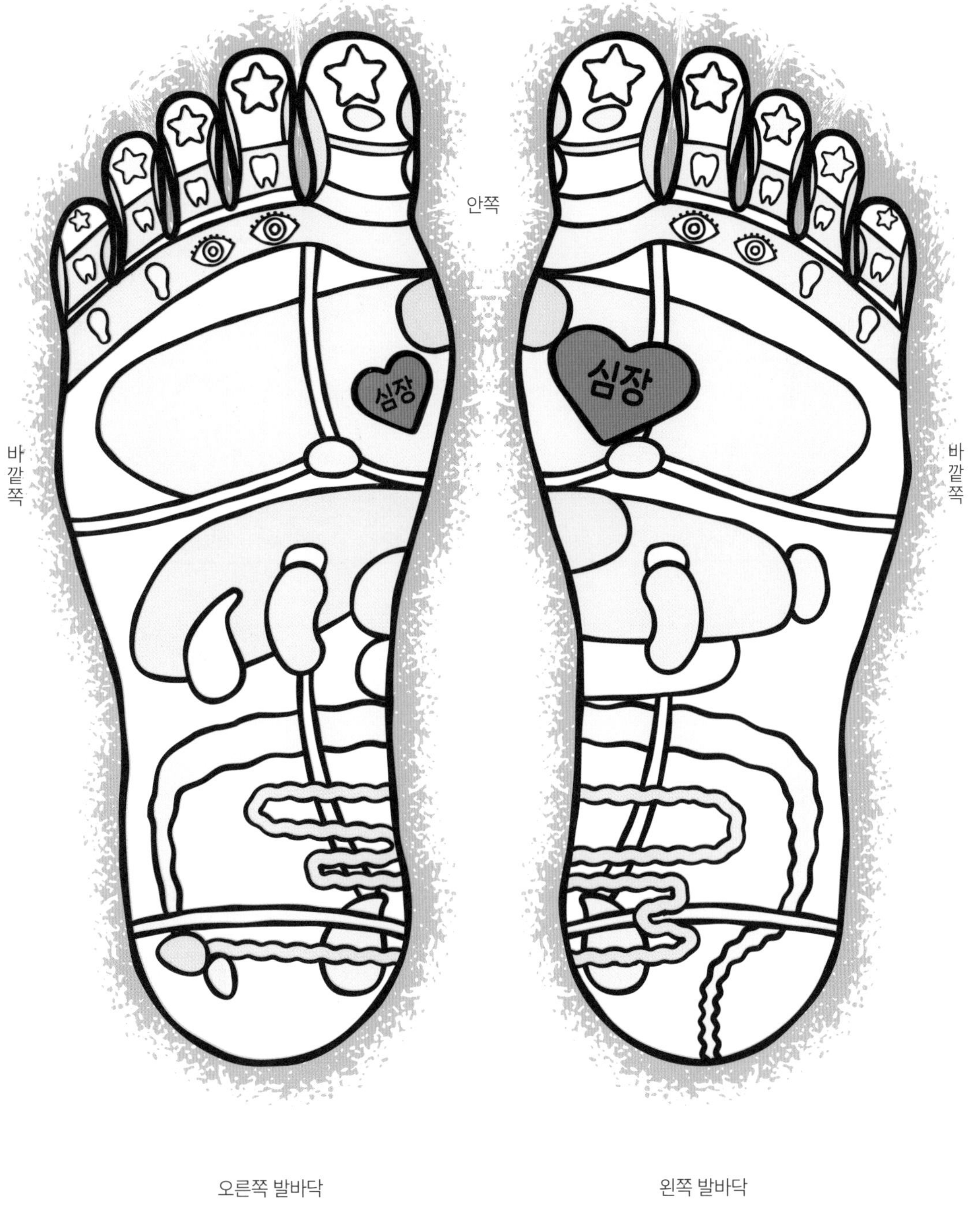

안쪽

바깥쪽

심장

심장

바깥쪽

오른쪽 발바닥

왼쪽 발바닥

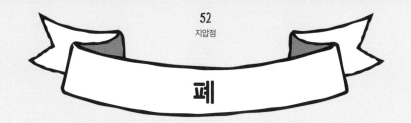

폐

폐 지압점은 양발 앞꿈치의 도톰한 부분에 있으며, 앞꿈치의 거의 모든 부위가 포함된다.
왼쪽 폐는 왼발, 오른쪽 폐는 오른발이다. 발등은 긴 뼈 사이의
네 군데가 지압점에 해당되니 이곳도 함께 마사지해 주자.

지압 방법

왼쪽 발바닥부터 시작한다. 발가락 아래, 바깥쪽에
엄지손가락을 대고 안쪽으로 엄지 구부리기를 한
다. 끝나면 살짝 아래로 내려와서 바깥쪽부터 다시
시작한다. 해당 지압점을 모두 마사지할 때까지 계
속한다. 끝나면 오른발로 넘어간다.

　양쪽 발바닥 지압을 마치면 발등의 긴 뼈 사이
를 눌러 줄 차례다. 먼저 검지와 중지, 약지를 붙
여서 왼발 엄지와 둘째 발가락 아래 뼈 사이에 손
끝을 올린다. 몇 분간, 또는 압통이 사라질 때까
지 부드럽게 누르고 있다. 같은 방식으로 나머
지 세 군데도 지압해 준다. 왼발이 끝나면 오른발
로 넘어간다.

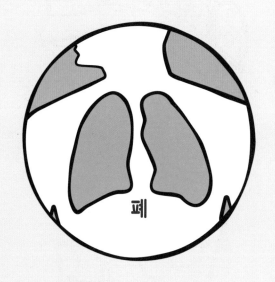

효과

폐는 호흡기관으로, 산소가 들어오고 이산화탄소
가 빠져나간다. 발 앞꿈치와 발등의 긴 뼈 사이 움
푹 들어간 곳을 누르면 가슴 근육을 풀어 주는 데
도움이 된다. 지압점의 근육이 이완되면 혈액순환
이 증가하여 세포 기능이 향상되며 폐도 효율적으
로 일을 할 힘을 얻게 된다.

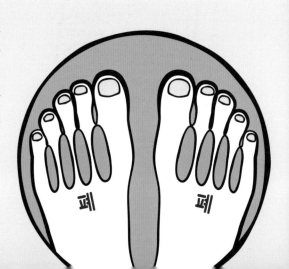

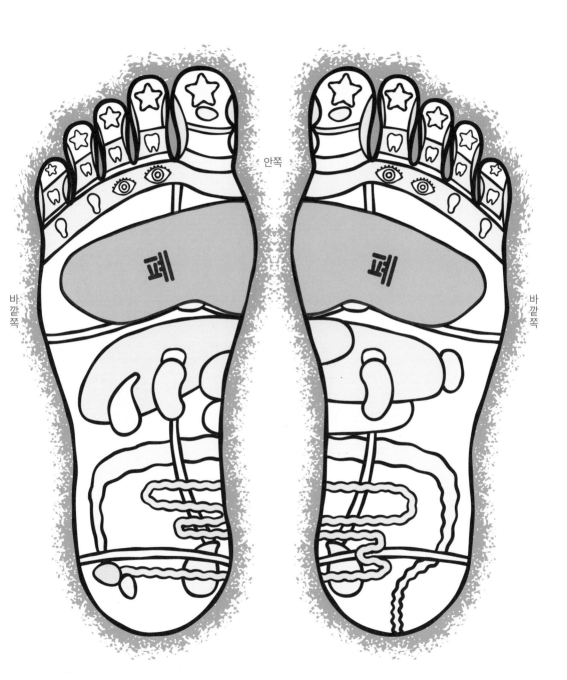

안쪽

바깥쪽

바깥쪽

폐

폐

오른쪽 발바닥

왼쪽 발바닥

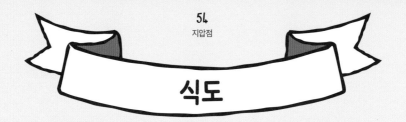

식도

식도 지압점은 양발 앞꿈치를 세로로 가로지르는 곳에 있다.
엄지와 둘째 발가락 사이 약간 아래 지점부터 시작해 횡격막 선에서 끝난다.

지압 방법

왼발부터 시작한다. 식도 지압점 마사지는 가로세로 모두 할 수 있으니, 가로부터 해 보자. 왼쪽 엄지발가락 바로 아래에 엄지손가락을 올려놓는다. 엄지와 둘째 발가락 아랫부분을 전부 마사지할 때까지 안쪽에서 바깥쪽으로 엄지 구부리기를 한다. 손가락을 떼고 이번에는 조금 더 밑으로 내려가서 마사지를 시작한다. 횡격막 선 위쪽, 도톰한 부위가 끝나는 곳까지 계속 눌러 주면 된다. 그리고 방향을 바꿔서 바깥에서 안쪽으로 같은 부위를 지압한다. 가로가 끝나면 세로로 넘어가자. 엄지와 둘째 발가락 사이 아래쪽에서 횡격막 선까지 아래로 내려가며 엄지 구부리기를 한다. 왼발이 끝나면 오른발로 넘어간다.

효과

식도는 목과 위를 잇는 관 모양의 근육이다. 해당 지압점을 마사지하면 식도의 근육과 신경을 풀어 주어 위산 역류로 인한 불편 등을 줄일 수 있다.

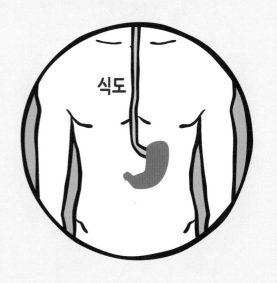

식도

TIP: 고르게 지압

엄지 구부리기를 할 때는 고른 압력으로 누르며 근육을 풀어 준다. 그러나 예민한 부위가 있으면 누르는 힘을 줄여야 한다.

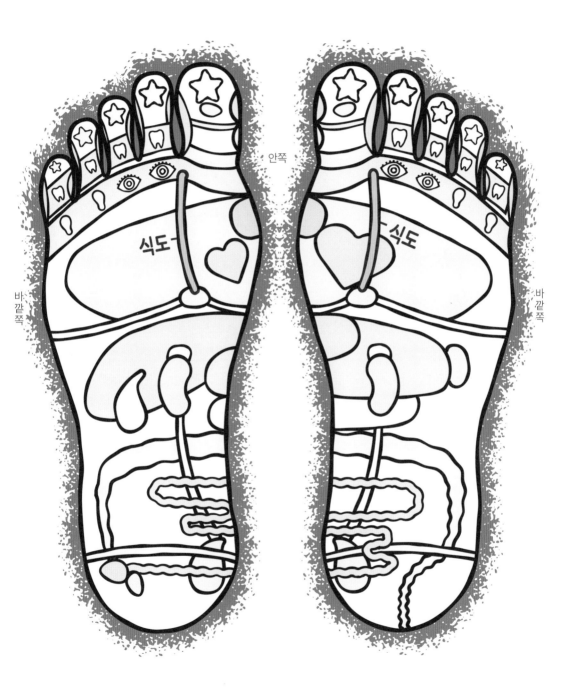

안쪽

바깥쪽

바깥쪽

식도

식도

오른쪽 발바닥

왼쪽 발바닥

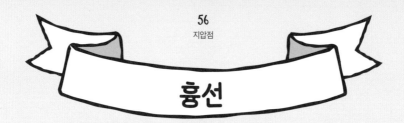

흉선

흉선 지압점은 양쪽 엄지발가락 아래,
발볼이 시작되는 지점에 있다.

지압 방법

왼발부터 시작한다. 엄지발가락 아래 발볼의 안
쪽 끝에 엄지손가락을 올려놓는다. 발 바깥쪽 방
향으로 엄지 구부리기를 한다. 손가락을 떼고 안
쪽 끝에서부터 다시 시작하되, 이번에는 조금 아
래로 내려와서 한다. 발볼의 윗부분을 모두 마사
지할 때까지 계속한다. 왼발이 끝나면 오른발로
넘어간다.

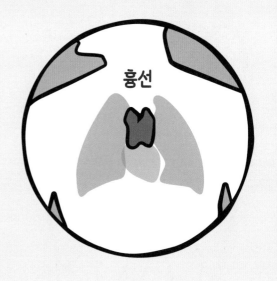

흉선

효과

흉선은 특별한 백혈구를 훈련하는 곳이며 침입해
오는 병원균을 막는 면역체계의 일부이다. 해당
지압점을 마사지하면 면역력이 높아져 자가 치유
능력이 향상된다.

TIP: 리드미컬하게 지압하기

이 부위를 지압할 때는 천천히 리듬을 타듯이 엄지
구부리기를 해야 한다.

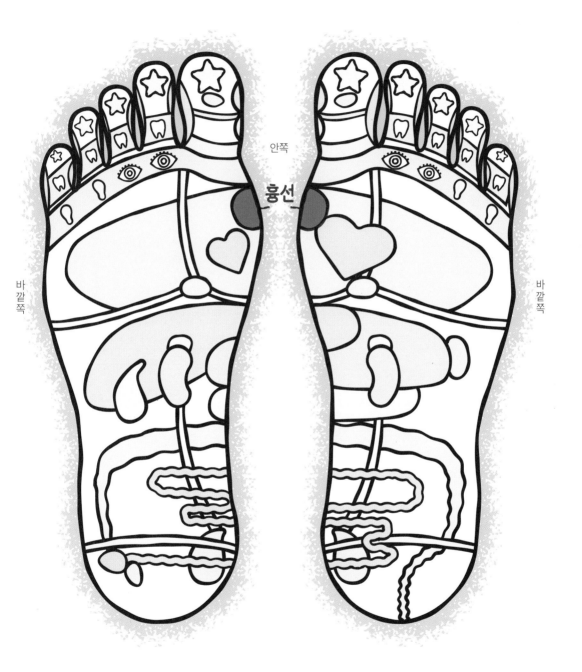

안쪽

흉선

바깥쪽

바깥쪽

오른쪽 발바닥

왼쪽 발바닥

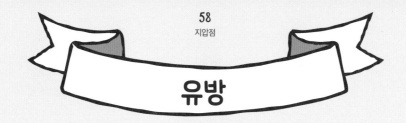
유방

유방 지압점은 발등의 긴 뼈 사이 움푹 들어간 네 곳에 있다.

지압 방법

왼쪽 발등뼈 사이부터 시작한다. 검지와 중지, 약지를 붙이고 손끝을 엄지와 둘째 발가락 아래 뼈 사이에 올려놓는다. 몇 분간, 또는 압통이 사라질 때까지 부드럽게 누르고 있자. 해당 부분이 그다지 아프지 않다면 힘을 더 뺀 채 누르고 있던 손가락을 발가락 쪽으로 쭉 쓸어 올린다. 그리고 힘을 그대로 유지한 채 다시 아래쪽으로 쓸어내린다. 나머지 세 군데도 같은 방식으로 지압해 주자. 왼발이 끝나면 오른발로 넘어간다.

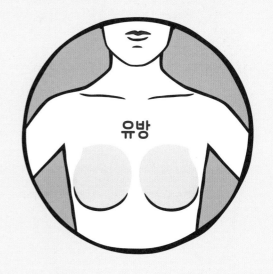

유방

효과

해당 부위를 지압하면 유방 통증을 완화하는 데 도움이 된다. 또한 산모의 경우 모유가 더 잘 나오기도 한다.

TIP: 민감한 부위

발등에 있는 뼈 사이 부분은 매우 민감한 곳이라 뭉친 부위가 있다면 부드럽게 풀어 줘야 한다.

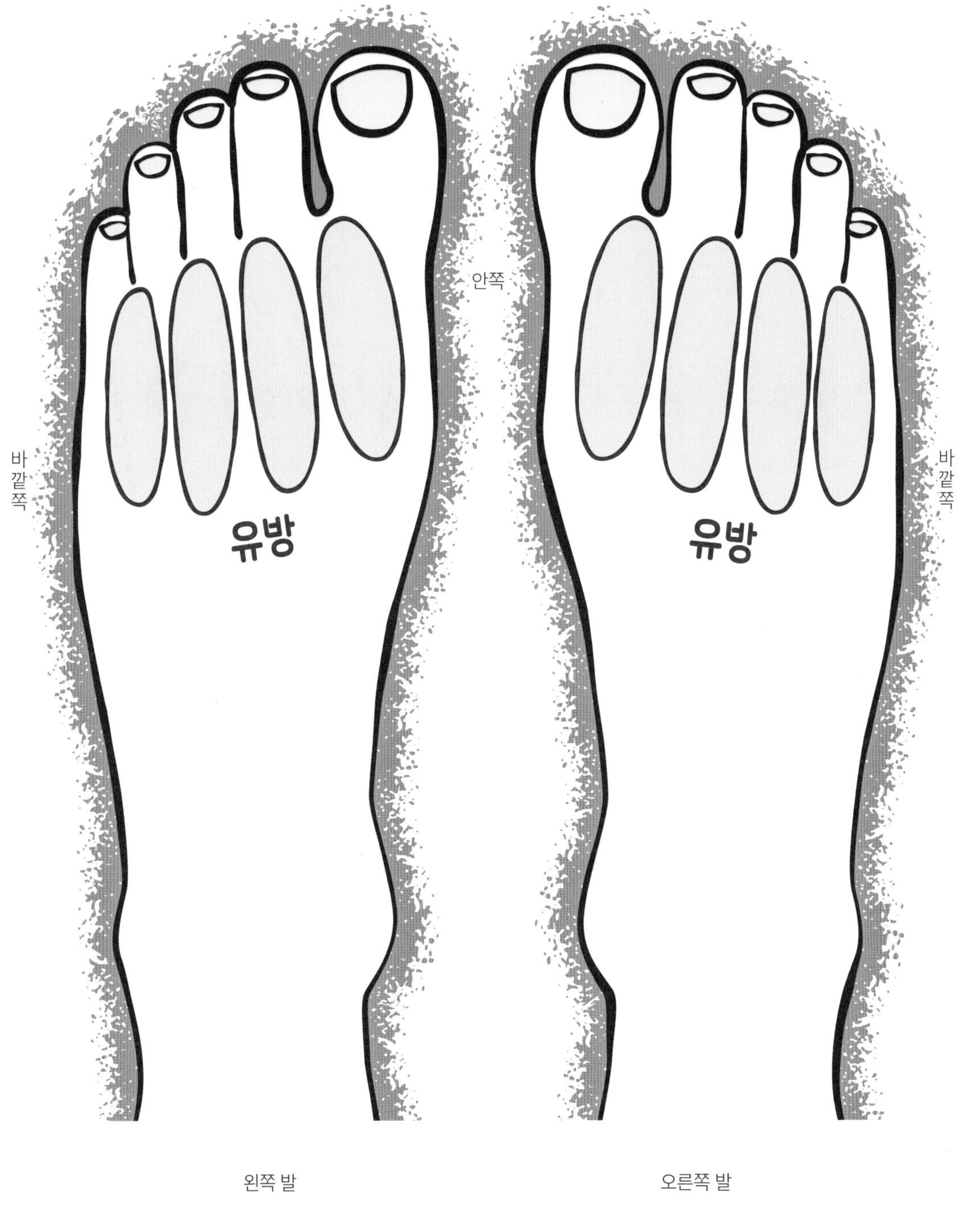

안쪽

바깥쪽

바깥쪽

유방

유방

왼쪽 발

오른쪽 발

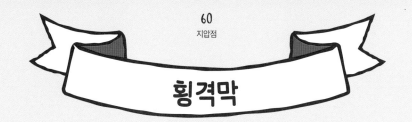

횡격막

횡격막 지압점은 발 앞꿈치와 발바닥 중앙 사이에 있으며,
발 안쪽에서 바깥쪽까지 가로로 길게 이어진다.

지압 방법

왼발부터 시작한다. 발 안쪽 끝에 엄지손가락을
올려놓는다. 발볼 바로 아래 발 아치가 시작되는
지점이다. 바깥쪽으로 엄지 구부리기를 여러 번
해 준 뒤 방향을 바꿔서 바깥쪽에서 안쪽으로 여
러 번 눌러 준다. 끝나면 오른발로 넘어간다. 횡격
막 지압점을 마사지할 때는 손가락 힘을 빼고 천
천히 일정한 힘으로 눌러야 한다.

효과

횡격막은 호흡할 때 움직이는 주요 근육으로 호흡
에 관여하는 아주 중요한 기관이다. 해당 지압점
을 마사지하면 깊은 호흡을 할 수 있어 몸에 더 많
은 산소가 공급되고 폐 역시 더 효율적으로 공기
를 채우고 비울 수 있게 된다. 횡격막 근육을 풀어
주면 움직임이 원활해져, 폐와 흉부, 위, 간, 상복부
등이 함께 자극을 받아 기능이 촉진된다.

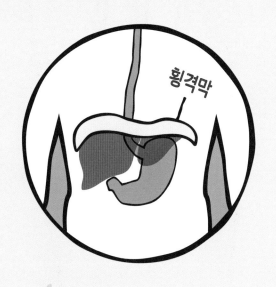

횡격막

TIP: 발 아치를 주의하자

발바닥 안쪽 끝 발 아치는 해부학적 구조상 민감한
곳이다. 엄지 구부리기로 지압할 때 통증이 느껴지
면 손가락 힘을 빼고 한동안 누르고 있자.

안쪽

바깥쪽

바깥쪽

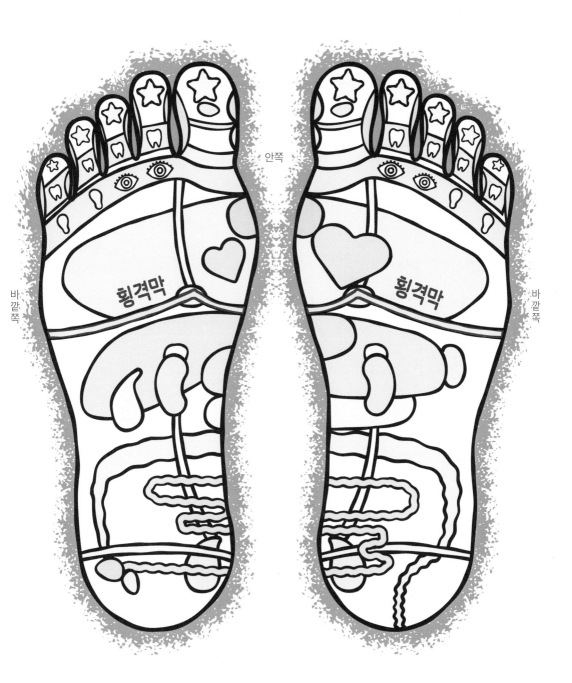

횡격막

횡격막

오른쪽 발바닥

왼쪽 발바닥

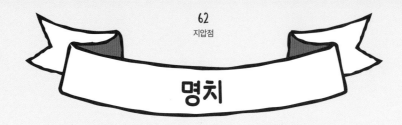
명치

명치 지압점은 발바닥 중앙에서 살짝 위쪽에 있다.
엄지와 둘째 발가락 사이에서 아래로 내려와 횡격막 선과 맞닿는 지점이다.

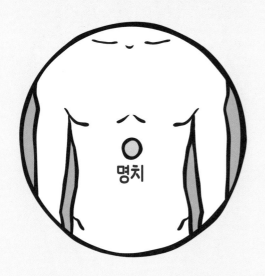

지압 방법

왼발부터 시작한다. 먼저 명치 지압점을 몇 분간 누르고 있자. 그런 다음 누른 채로 천천히 원을 그리듯 부드럽게 손가락을 돌린다. 이 부분은 신경이 모이는 곳이기 때문에 주변도 함께 지압해 주는 것이 중요하다. 엄지발가락에서 내려와 횡격막 부분에 엄지손가락을 대고 발 바깥쪽으로 눌러 주자. 천천히 부드럽게 엄지 구부리기를 여러 번 해 준다. 그리고 다시 엄지손가락으로 명치 지압점을 잠깐 누르고 있다가 마무리한다. 끝나면 오른발로 넘어간다.

효과

복강신경절이라 불리기도 하는 명치는 윗배의 신경이 모여 있는 곳이다. 이곳의 신경을 눌러서 긴장을 풀어 주면 아랫배를 제외한 배 전체가 효율적으로 일할 수 있게 된다.

TIP: 가볍게 지압하기

힘을 빼고 눌러 줘야 한다. 어떤 지압법을 사용하든 천천히 부드럽게 하는 것이 핵심이다.

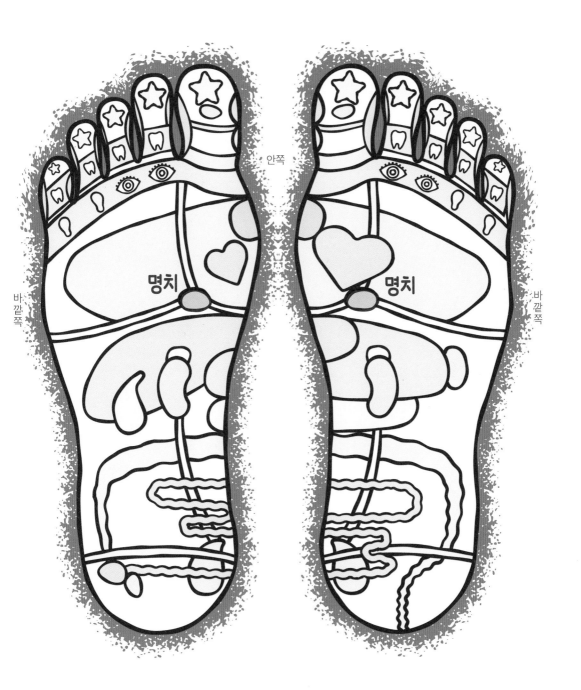

안쪽

바깥쪽

바깥쪽

명치

명치

오른쪽 발바닥

왼쪽 발바닥

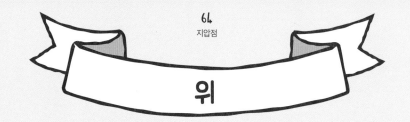

위

위 지압점은 왼발에 더 크게 위치한다. 왼발은 발바닥 중앙에서 살짝 위쪽에 있으며, 오른발은 발바닥 중앙에 있지만 훨씬 더 작다.

지압 방법

왼발부터 시작한다. 발 안쪽에 엄지손가락을 올려 놓는다. 발볼 바로 아래 지점이다. 바깥쪽으로 발바닥 2/3지점에 도달할 때까지 엄지 구부리기를 한다. 손가락을 떼고 다시 발 안쪽부터 시작하되, 이번에는 조금 아래로 내려가서 지압한다. 위 지압점 전체를 마사지할 때까지 계속한다. 왼발이 끝나면 오른발로 넘어간다. 부위는 더 작지만 똑같은 방식과 방향으로 지압하면 된다.

효과

위는 속이 비어 있는 근육으로 이루어진 기관이며, 위산과 효소를 분비해 음식물의 소화를 돕는다. 해당 지압점을 지압하면 위를 편안하게 만들어 주어 위통을 완화할 수 있다. 또한 위가 최상의 상태로 기능하도록 돕기도 한다.

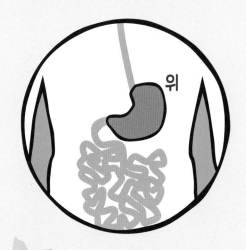

TIP: 천천히 하기

일정한 힘으로 천천히 부드럽게 눌러 주어 환자가 편안함을 느끼도록 해야 한다. 그리고 살짝 민감한 부위가 나타나면 힘을 더 빼자. 피부 아래 근육이 더 부드러워지고 압통이 가라앉을 때까지 살살 눌러 주면 된다.

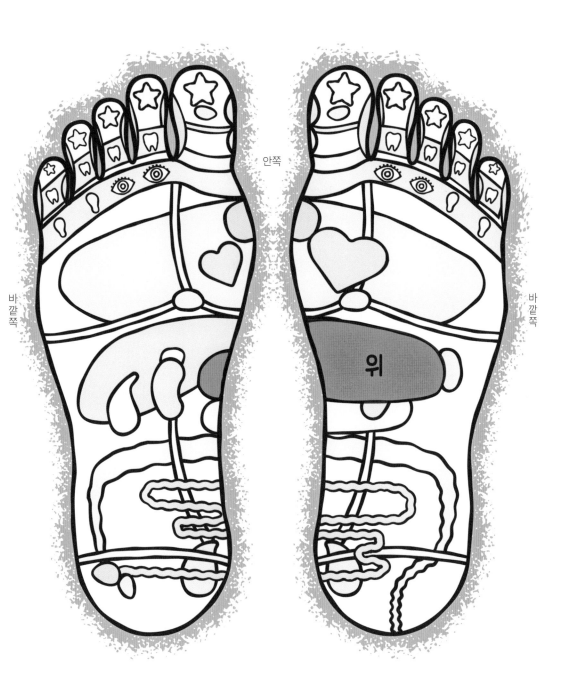

안쪽

바깥쪽

바깥쪽

위

오른쪽 발바닥

왼쪽 발바닥

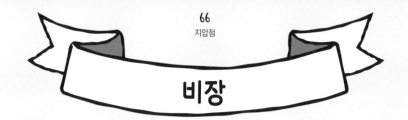
비장

비장 지압점은 왼쪽 넷째 발가락 아래, 발바닥 중앙에 있다.

지압 방법

왼발 안쪽과 바깥쪽 중간 지점, 발바닥 중앙에서 살짝 위에 엄지손가락을 올려놓는다. 바깥쪽 방향으로 엄지 구부리기를 하며 넷째 발가락 아래까지 지압한다. 손가락을 떼고 처음보다 조금 더 내려가서 다시 시작한다. 이런 식으로 지압점 전체를 눌러 준다.

지압 도중 아픈 부위가 있다면 가라앉을 때까지 엄지손가락으로 누르고 있자. 다시 시작할 때는 힘을 조금 더 빼고 한다.

비장

효과

비장은 혈액을 맑게 하고 감염과 싸우는 등 면역 체계에서 중요한 역할을 한다. 해당 부위를 지압하면 비장 기능이 활성화되어 면역력 역시 높아진다.

TIP: 넓게 지압하기

사람마다 지압점의 정확한 위치에 차이가 있기 때문에 지압하는 부위를 더 넓게 잡으면 비장 지압점을 전체적으로 마사지할 수 있다.

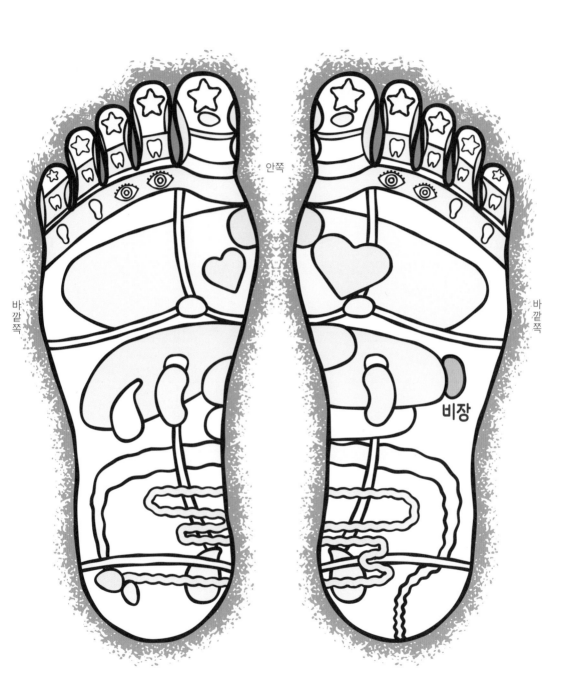

안쪽

바깥쪽

바깥쪽

비장

오른쪽 발바닥

왼쪽 발바닥

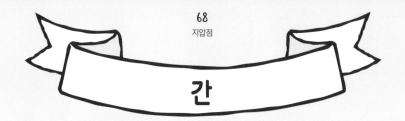

간

간 지압점은 양쪽 발바닥 중앙의 넓은 부분에 있다.
오른발은 발바닥 중간에서 위쪽까지, 왼발은 발 아치 위쪽에 작게 위치해 있다.

지압 방법

넓은 부위를 가진 오른발부터 시작한다. 발 안쪽
끝, 발볼 바로 아래에 엄지손가락을 올려놓는다.
새끼발가락 방향으로 바깥쪽 끝까지 엄지 구부리
기를 한다. 손가락을 떼고 안쪽부터 다시 지압하
되, 이번에는 조금 아래에서 시작한다. 이런 식으
로 지압점 전체를 마사지해 주자. 왼발도 안쪽에
서 바깥쪽으로 엄지 구부리기를 한다. 왼발 지압
점은 더 작기 때문에 발 가로 길이의 1/3지점까지
만 지압하면 된다. 왼발 지압점을 모두 마칠 때까
지 계속한다.

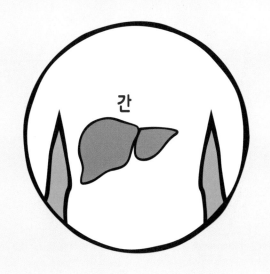

간

효과

간은 여러 핵심 기능을 담당하고 있는 인체의 커
다란 필터와도 같은 기관이다. 예를 들면, 혈액에
들어 있는 해로운 물질인 대사 과정에서 나온 찌
꺼기와 오래된 적혈구, 알코올, 약물 성분 등을 걸
러 준다. 또한 지방 대사에도 중요한 역할을 한다.
해당 지압점을 마사지하면 간 기능이 향상되어 해
독작용이 더 원활해진다.

TIP: 조직을 부드럽게 만들기

지압할 때는 피부 아래 경직된 근육이 말랑말랑해
질 때까지 부드럽고 고르게 눌러 준다. 엄지 구부
리기 도중에 특히 아프게 느껴지는 부분이 있다면
압통이 가라앉을 때까지 누르는 힘을 줄인 채로 진
행하자.

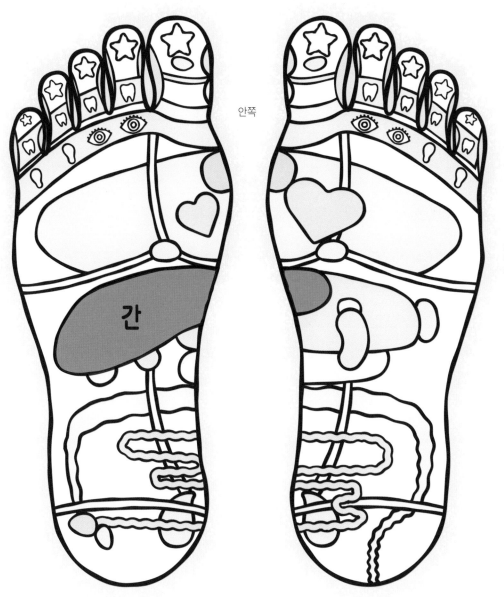

안쪽

바깥쪽

바깥쪽

간

오른쪽 발바닥

왼쪽 발바닥

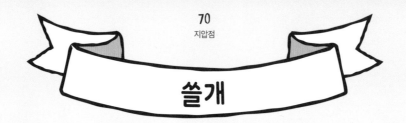

쓸개

쓸개 지압점은 오른쪽 발바닥 중앙에 있다.
절반은 간 지압점에 걸쳐져 있고, 절반은 그 밑에 있다.

지압 방법

오른쪽 발바닥 중앙에서 시작한다. 발 중간 지점
에서부터 바깥쪽으로 엄지 구부리기를 한다. 손가
락을 떼고 다시 처음 위치로 돌아오되, 이번에는
조금 아래로 내려와 시작한다. 쓸개 지압점을 모
두 마사지할 때까지 계속한다.

쓸개는 해부학적으로 간과 소장을 연결하는 위
치에 있어서 지압점 주변도 함께 눌러 주면 좋다.

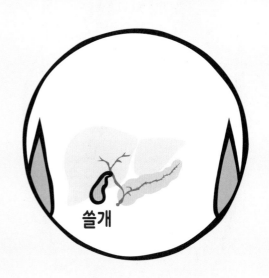

효과

쓸개는 간에서 만들어진 담즙을 담고 있는 그릇이
며, 섭취한 지방을 소화하는 데 도움을 준다. 해당
지압점을 마사지하면 쓸개가 건강하게 기능하는
데 힘을 줄 수 있다.

TIP: 눌러서 가라앉히기

지압 도중 특히 아픈 곳이 있다면 힘을 줄여야 한
다. 엄지 구부리기를 하다가 통증이 느껴지는 부위
가 나타나면 가라앉을 때까지 손가락으로 지그시
누르고 있자.

기

지압점

안쪽

바깥쪽

바깥쪽

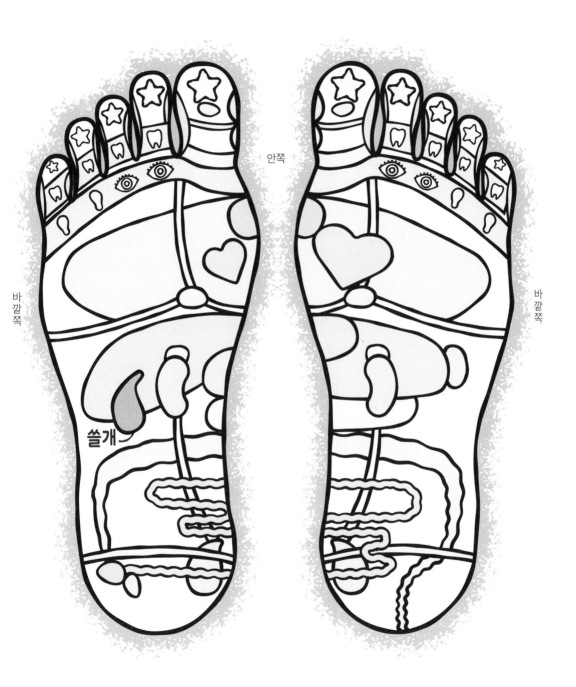

쓸개

오른쪽 발바닥

왼쪽 발바닥

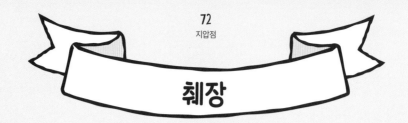

췌장

췌장 지압점은 왼쪽 발바닥 중앙에 넓은 부분이 있고,
오른발은 발바닥 중앙에 작게 위치해 있다.

지압 방법

넓은 부위의 왼발부터 시작한다. 발볼과 발뒤꿈치
사이, 발 아치 안쪽에 엄지손가락을 올려놓는다.
절반을 살짝 넘어서는 지점까지 바깥쪽으로 엄지
구부리기를 한다. 손가락을 떼고 다시 처음 위치
로 돌아가되, 이번에는 조금 더 아래로 내려와서
시작한다. 이런 식으로 해당 지압점을 모두 눌러
준다. 왼발이 끝나면 오른발의 작은 부분으로 넘
어간다. 엄지발가락 아래로 쭉 내려와서 발 중간
에 있다. 이번에도 안쪽에서 바깥쪽으로 엄지 구
부리기를 한다. 손가락을 떼고 처음 위치보다 살
짝 아래로 내려와서 다시 시작한다. 이렇게 몇 번
더 반복한다.

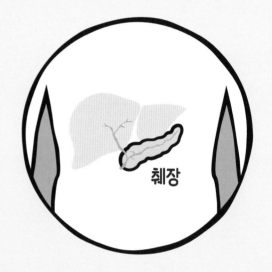

췌장

효과

췌장은 음식물을 분해하는 데 도움을 주는 소화
액과 혈당 조절에 필요한 인슐린을 생성하는 역할
을 한다. 췌장의 신경 말단에 해당하는 지압점을
풀어 주면 췌장의 기능을 최적화시켜 소화와 혈당
조절 기능이 향상된다.

TIP: 왼발에 더 치중하자

췌장은 몸 왼쪽에 치우쳐 있으니 왼발 지압에 시간
을 더 쓰자.

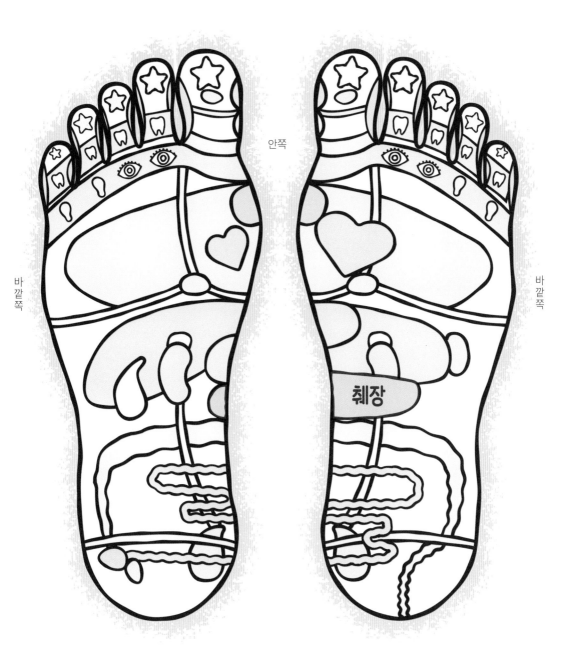

안쪽

바깥쪽

바깥쪽

췌장

오른쪽 발바닥

왼쪽 발바닥

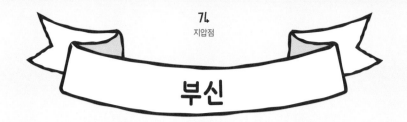
부신

부신 지압점은 양쪽 발바닥 중앙에 있는 작은 부분이다.
둘째 발가락 아래, 신장 지압점(76~77쪽 참고) 바로 위에 있다.

지압 방법

왼쪽 발바닥부터 시작한다. 엄지와 둘째 발가락
사이로 내려와 발바닥 중간 지점에 엄지손가락을
올려놓는다. 바깥쪽으로 엄지 구부리기를 하며 둘
째 발가락 아래 끝까지 눌러 준다. 손가락을 떼고
다시 처음으로 돌아가 몇 분간 반복해서 부드럽게
지압한다. 그리고 지압점 위에 엄지손가락을 대고
부드럽게 눌렀다 떼기를 몇 번 반복하면 부신 지
압점이 활성화된다.

　지압을 더 해 주고 싶다면 엄지 구부리기와 눌
렀다 떼기 기술을 번갈아 쓰면 된다. 왼발이 끝나
면 오른발로 넘어가자.

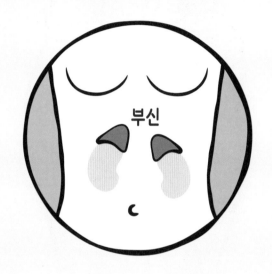

부신

효과

신장 위에 있는 부신은 우리 몸에 필요한 호르몬을
분비하여 스트레스에 반응하게 하고 면역체계를
조절하기도 한다. 그래서 해당 지압점을 지압하면
신체가 스트레스나 만성 염증, 자가면역질환, 알
레르기 등에 더 효율적으로 대처할 수 있게 된다.

TIP: 압통 완화시키기

지압 도중 통증이 느껴지면 엄지로 몇 분간, 또는 압
통이 가라앉을 때까지 누르고 있자.

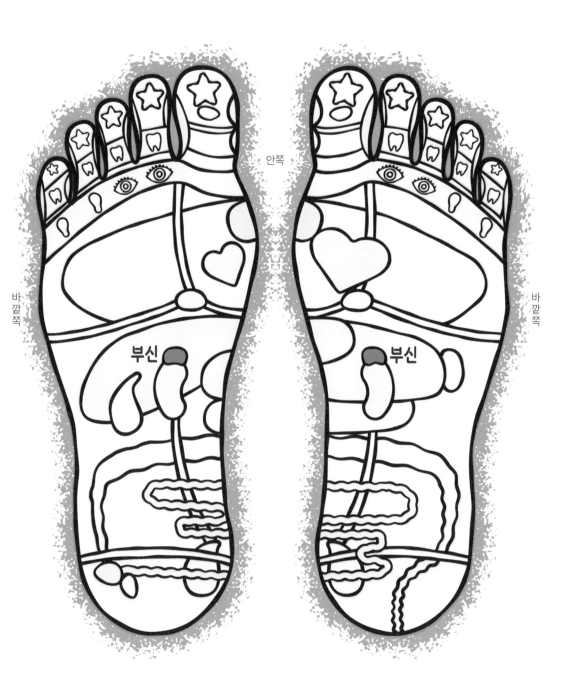

안쪽

바깥쪽

바깥쪽

부신

부신

오른쪽 발바닥

왼쪽 발바닥

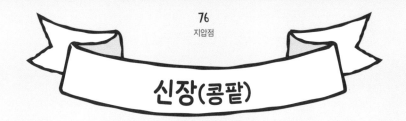

신장(콩팥)

신장 지압점은 양쪽 발바닥 중앙, 둘째 발가락에서
아래로 내려온 지점에 있다.

지압 방법

왼발부터 시작한다. 엄지와 둘째 발가락 사이에서
아래로 내려온 지점에 엄지손가락을 올려놓는다.
발 바깥쪽으로 엄지 구부리기를 시작하여 둘째 발
가락 아래까지 진행한다. 손가락을 떼고 처음 위
치로 돌아가되, 이번에는 조금 더 밑으로 내려와
서 시작한다. 해당 지압점을 모두 마사지할 때까
지 계속하자. 왼발이 끝나면 오른발로 넘어간다.

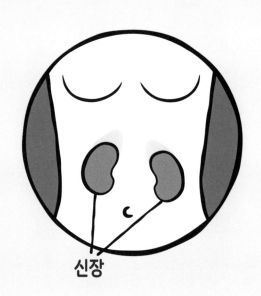

신장

효과

두 개의 신장은 혈액에 있는 노폐물과 신체에 흡
수되고 남은 수분을 걸러 소변으로 배출한다. 해
당 지압점을 마사지하면 신장염이나 결석으로 인
한 통증과 불쾌감을 완화하는 데 도움이 된다.

TIP: 압통 주의하기

처음에는 중간보다 더 약한 세기로 시작하고, 지압 도
중 아픈 부위에서는 힘을 더 빼고 가만히 눌러 준다.

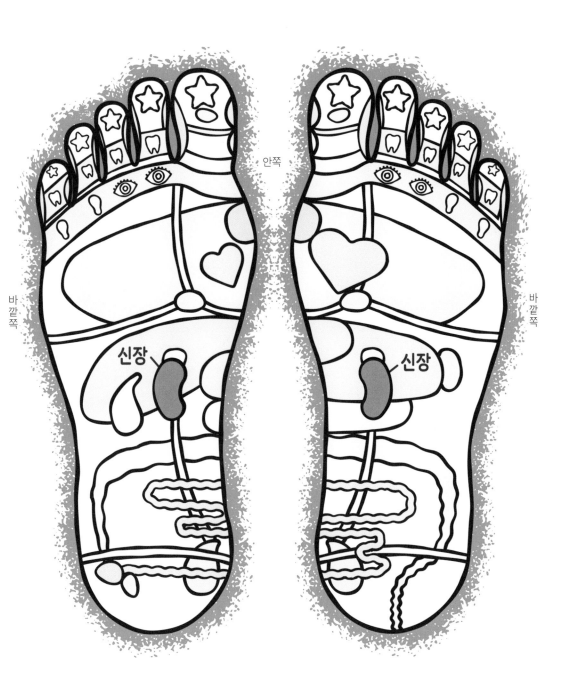

안쪽

바깥쪽

바깥쪽

신장

신장

오른쪽 발바닥

왼쪽 발바닥

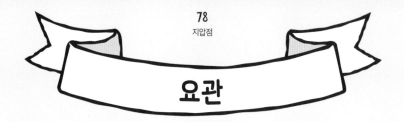

요관

요관 지압점은 양발바닥 중간에 있는 신장 지압점(76~77쪽 참고)에서 시작해서
발뒤꿈치 근처의 방광 지압점(92~93쪽 참고)에서 끝난다.

지압 방법

왼발부터 시작한다. 요관 지압점을 가로로 지압
한다. 엄지와 둘째 발가락 사이에서 밑으로 내려
와 발바닥 중간 지점에 엄지손가락을 올려놓는다.
발 바깥쪽으로 엄지 구부리기를 하며 둘째 발가락
아래까지 지압한다. 손가락을 떼고 처음보다 조금
아래로 내려와 다시 지압한다. 이런 방식으로 발
뒤꿈치까지 내려온다. 끝나면 오른발로 넘어가자.

효과

우리 몸에는 요관이 두 개 있는데, 속이 빈 튜브 형
근육으로 되어 있다. 요관은 신장과 방광을 잇는
길이자 소변이 지나는 길이다. 해당 지압점을 마
사지해서 요관 근육을 풀어 주면 배뇨 기관의 건
강을 유지할 수 있다.

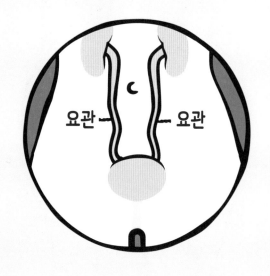

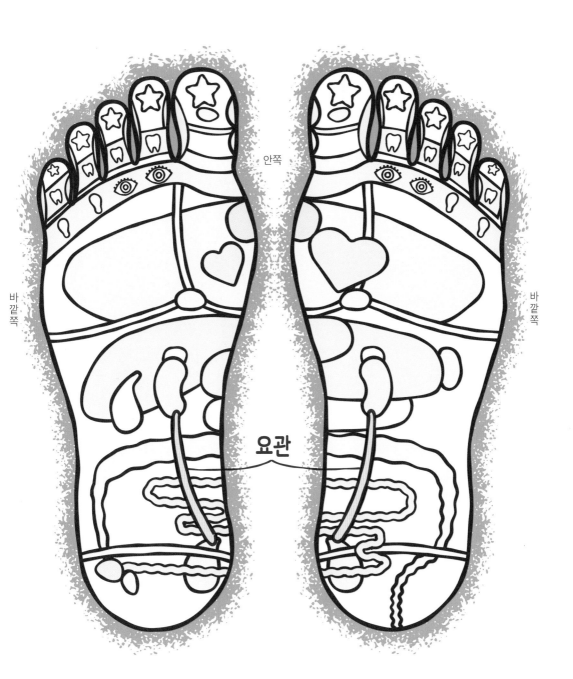

안쪽

바깥쪽

바깥쪽

요관

오른쪽 발바닥

왼쪽 발바닥

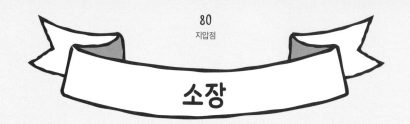

소장

소장 지압점은 양발의 발뒤꿈치 쪽으로
넓은 부위를 차지하고 있다.

지압 방법

왼발부터 시작한다. 발뒤꿈치 안쪽 끝에 엄지손가
락을 대고 바깥쪽으로 엄지 구부리기를 한다. 손
가락을 떼고 다시 안쪽부터 바깥쪽으로 지압하되,
이번에는 조금 더 아래에서 시작한다. 이런 식으
로 발뒤꿈치를 포함한 발바닥 아래쪽을 모두 지압
한다. 끝나면 오른발로 넘어간다.

최상의 결과를 얻고 싶다면 단단했던 근육이 풀
어지도록 꼼꼼하고 부드럽게 눌러 준다. 통증이
느껴지는 부위는 가라앉을 때까지 손가락의 힘을
뺀 채 누르고 있는다.

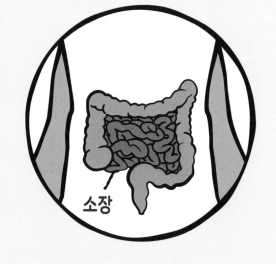

소장

효과

소장은 위와 대장 사이에 있는 구불구불한 모양의
긴 관이다. 음식물 속 영양소 대부분이 이곳에서
흡수된다. 소장은 소화에 중요한 역할을 하기 때
문에 이 지압점을 꼼꼼하게 지압해 주면 소화 기
능이 전반적으로 좋아진다.

TIP: 압통 부위로 되돌아가기

지압이 끝나면 통증이 느껴졌던 부위만 몇 번 더 눌
러 주도록 하자. 한 번에 오랫동안 하기보다는 짧게
여러 번 해 주는 것이 더 효과적이다.

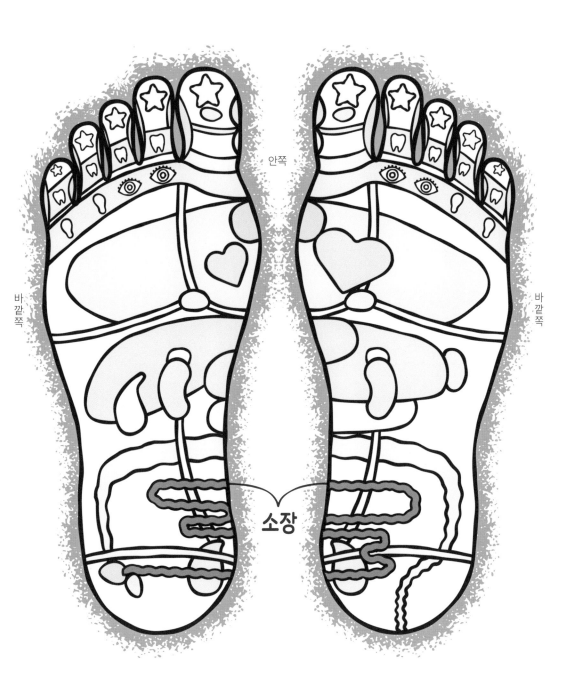

안쪽

바깥쪽

바깥쪽

소장

오른쪽 발바닥

왼쪽 발바닥

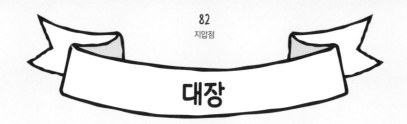

대장

대장 지압점은 오른발 뒤꿈치 바깥쪽 끝에서 시작해서
중간으로 올라오며 안쪽으로 이어지다가
왼발을 가로질러 바깥쪽 끝을 따라 내려가다가 뒤꿈치에서 끝난다.

지압 방법

양발바닥 아래쪽 전체를 지압해 주는 것이 최상의 결과를 가져오는 방법이다. 대장은 신체의 오른쪽에서 시작하기 때문에 지압도 오른발부터 해 준다. 발바닥 아래 안쪽 끝에 엄지손가락을 대고 바깥쪽 끝을 향해 엄지 구부리기를 한다. 다시 돌아와서 처음보다 살짝 아래에서 시작한다. 이런 식으로 뒤꿈치 전체를 지압한다. 이번에는 방향을 바꿔 바깥쪽 끝에서 안쪽으로 엄지 구부리기를 하며 천천히 올라간다. 뒤꿈치 전체를 마사지할 때까지 계속한다. 끝나면 왼발로 넘어가자.

대장 지압점에 엄지 구부리기를 할 때는 근육이 부드러워질 때까지 속도를 줄이고 리드미컬하게 눌러 줘야 한다. 지압 도중 특별히 아픈 부위는 힘을 빼고 압통이 가라앉을 때까지 지그시 누르고 있자.

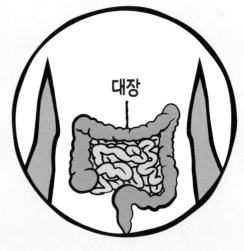

대장

효과

대장은 소화기관의 가장 끝에 위치하며 남은 영양분과 수분을 흡수하고 찌꺼기를 배출하는 역할을 한다. 그래서 해당 부위를 지압하는 것은 소화를 돕고 대장의 기능을 최고의 상태로 유지하는 데 도움이 된다.

TIP: 통증 가라앉히기

통증이 느껴지는 부분이 있다면 지압이 모두 끝난 후 압통이 가라앉을 때까지 그 부위만 다시 살살 눌러 주도록 하자.

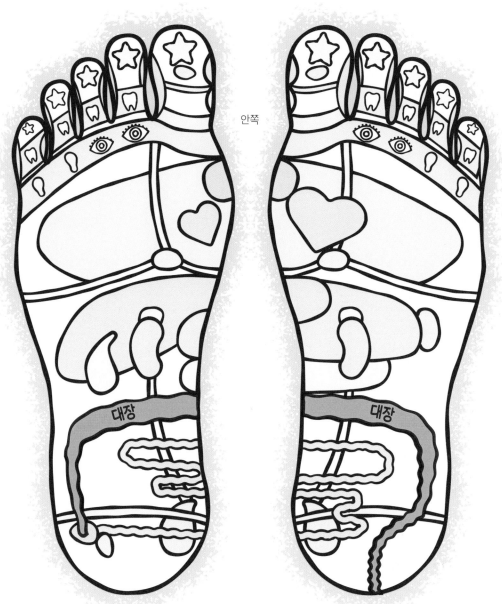

안쪽

바깥쪽

바깥쪽

대장

대장

오른쪽 발바닥

왼쪽 발바닥

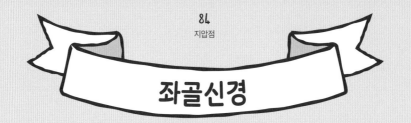

좌골신경

좌골신경 지압점은 양쪽 발뒤꿈치에 있다.

지압 방법

좌골 통증이 느껴지는 쪽 발을 먼저 지압한다. 발 안쪽 끝에 엄지손가락을 대고 바깥쪽 끝까지 엄지 구부리기를 한다. 손가락을 떼고 처음 위치보다 조금 아래로 내려와 다시 눌러 준다. 좌골신경 지압점을 모두 지압할 때까지 계속하자. 한쪽이 끝나면 다른 발로 넘어간다.

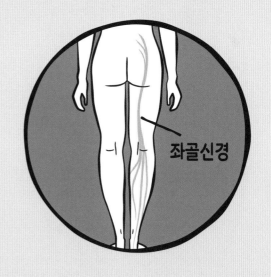

효과

좌골신경은 허리 밑에서부터 시작해 양다리 뒤쪽으로 내려오는 굵은 신경이다. 그래서 해당 지압점을 마사지해 주면 등 하부 근육이 많이 풀려 다리가 가벼워지고 시간이 지나면 좌골 통증도 완화된다.

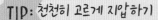

TIP: 천천히 고르게 지압하기

통증이 느껴지는 부위가 있다면 가라앉을 때까지 천천히 고르게 엄지 구부리기를 하자.

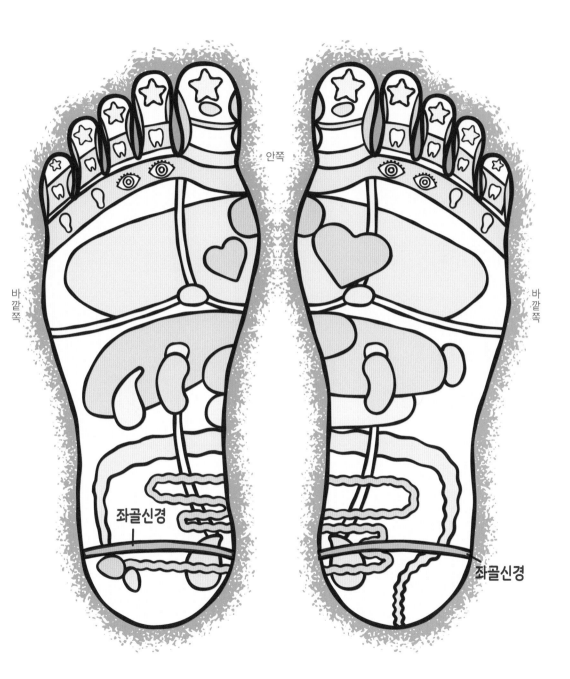

안쪽

바깥쪽

바깥쪽

좌골신경

좌골신경

오른쪽 발바닥

왼쪽 발바닥

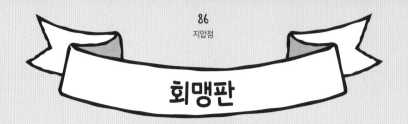

회맹판

회맹판 지압점은 오른쪽 발뒤꿈치
바깥쪽 끝에 있다.

지압 방법

오른쪽 발뒤꿈치 중간이자 바깥쪽 끝에 해당하는
부위에 엄지손가락을 올려놓는다. 넷째와 새끼발
가락 사이로 내려오는 부분까지 안쪽 방향으로 엄
지 구부리기를 한다. 손가락을 떼고 이번에는 조
금 더 아래로 내려와서 마사지한다. 이런 식으로
회맹판 지압점을 모두 눌러 준다.

마사지할 때는 일정한 힘으로 눌러야 하며, 통
증이 느껴지는 부위가 있으면 가라앉을 때까지 부
드럽게 누르고 있다가 괜찮아지면 다시 엄지 구부
리기를 이어가도록 하자.

효과

괄약근으로 되어 있는 회맹판은 소장과 대장을 분
리하는 소화기관의 일부이다. 회맹판은 소장의 끝
부분인 회장과 대장의 시작점인 맹장이 연결되는
부위의 판막으로, 대장 안의 유해 세균과 독성 물
질이 소장으로 역류하지 못하도록 차단하는 역할
을 한다. 이 지압점을 마사지해 주면 괄약근 기능
이 좋아지고 소화력도 높아진다.

회맹판

TIP: 넓은 부위를 지압하기

회맹판은 해부학적으로 대장과 소장을 잇는 곳에
있어서 지압할 때 주변부까지 모두 마사지해 주면
효과가 배가된다.

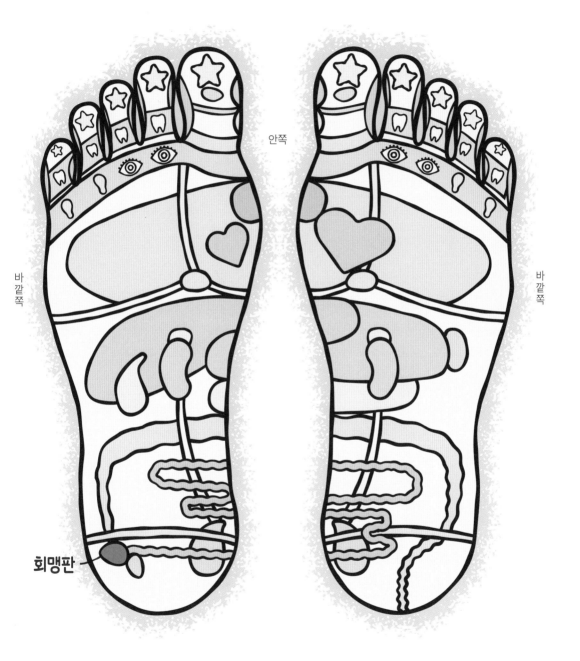

안쪽

바깥쪽

바깥쪽

회맹판

오른쪽 발바닥

왼쪽 발바닥

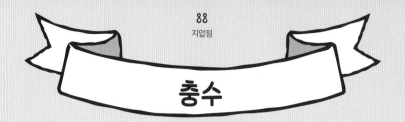

충수

충수는 오른쪽 발뒤꿈치 바깥쪽에 위치해 있다.

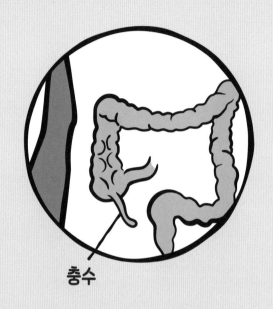

충수

지압 방법

오른쪽 발뒤꿈치 중간에서 바깥쪽 끝에 엄지손가락을 올려놓는다. 안쪽으로 엄지 구부리기를 하며 발바닥 절반까지 눌러 준다. 손가락을 떼고 이번에는 조금 더 아래에서 지압을 시작한다. 지압점 전체를 마사지할 때까지 계속한다.

효과

충수는 면역체계에서 중요한 역할을 하며, 유익한 장 박테리아를 지키기도 한다고 알려져 있다. 그래서 이 지압점을 마사지해 주면 충수 쪽 통증을 완화하는 데 도움이 된다. 하지만 극심한 통증이 느껴질 때는 충수염(맹장의 염증)일 수 있으니 지체하지 말고 병원에 가서 진료를 받도록 하자.

TIP: 압통 완화하기

이 부위는 천천히 고르게 눌러 줘야 한다. 지압 도중 통증이 느껴지면 가라앉을 때까지 손가락 힘을 줄이고 살살 눌러 준다.

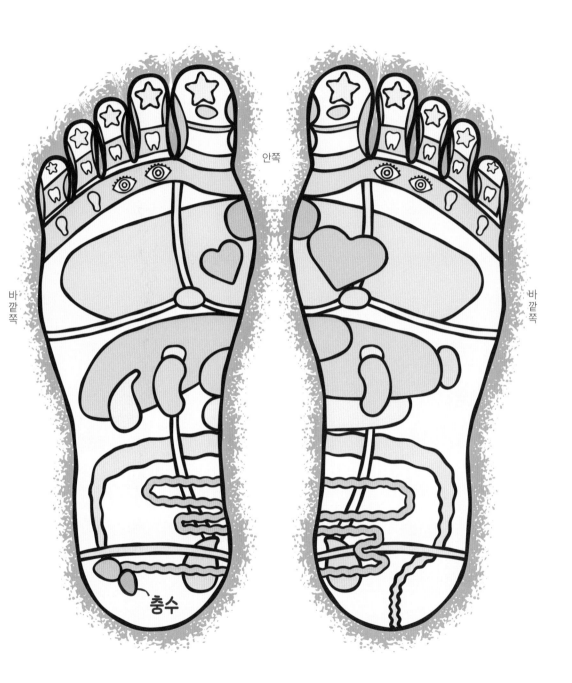

안쪽

바깥쪽

바깥쪽

충수

오른쪽 발바닥

왼쪽 발바닥

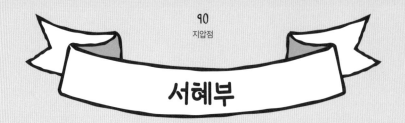

서혜부

서혜부 지압점은 양쪽 발목에 있다.
발목에서 움푹 들어간 곳이다.

지압 방법

지압을 하기 전에 발을 먼저 풀어 주면 지압점이
부드러워진다. 양손의 검지와 중지, 약지 끝을 붙
여서 발목의 움푹 들어간 곳에 올려놓는다. 몇 초
간 지압점을 꾹 누른 후 손을 뗀다. 이런 식으로 몇
번 더 반복한다. 다음에는 손가락을 누른 상태 그
대로 부드럽게 오른쪽으로 밀었다가 왼쪽으로 밀
어 보자. 피부만 문지르지 말고 근육을 밀어 주어
야 한다. 발목 근육이 풀리면 안 복사뼈 근처 움푹
들어간 곳에 엄지손가락을 올려놓는다. 발목 중앙
쪽으로 엄지 구부리기를 한다. 이번에는 바깥 복
사뼈에서 시작해 안쪽으로 지압해 보자.

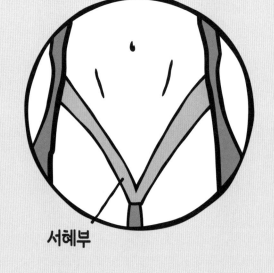

서혜부

효과

서혜부에는 림프샘이 많이 분포되어 있으며, 여
성의 경우 나팔관이, 남성의 경우 정관이 위치해
있다. 해당 지압점을 마사지해 주면 사타구니 근
육이 풀리면서 손발 혈액순환이 원활해지고 면역
체계를 강화하는 데 도움이 된다. 생식기 기능 역
시 향상된다.

TIP: 부종 주의

지압 도중 지압점이 부어오르면 손의 힘을 풀고 지
그시 눌러 주자. 꽤 아플 수 있다.

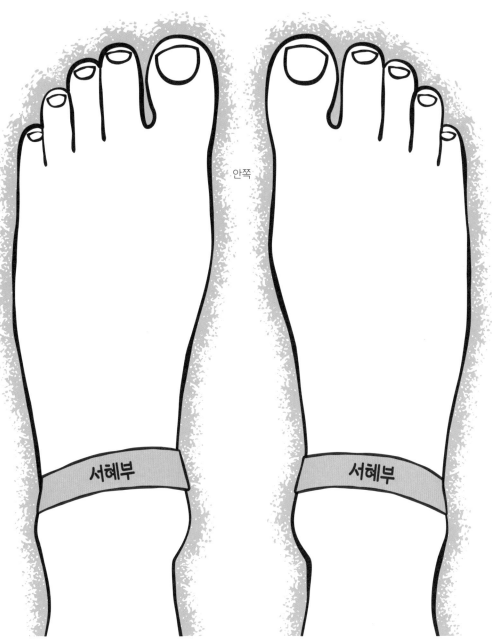

안쪽

바깥쪽

바깥쪽

서혜부

서혜부

왼쪽 발

오른쪽 발

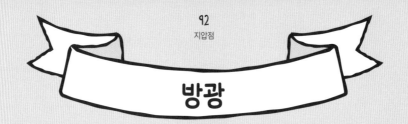

방광

방광 지압점은 양발에 있으며, 발목 안 복사뼈에서 내려온 곳과
발뒤꿈치 골반선이 맞닿는 곳에 있다.

지압 방법

왼발부터 시작한다. 안 복사뼈에서 내려와 발뒤
꿈치 안쪽 끝, 골반선 바로 위에 엄지손가락을 올
려놓는다. 지압점까지 안쪽에서 바깥쪽으로 엄지
구부리기를 한다. 손가락을 떼고 다시 안쪽 끝에
서 지압하되, 이번에는 골반선에서 시작해서 지압
점 부분을 눌러 준다. 그다음에는 골반선 아래에
서 시작한다. 이런 식으로 방광 지압점을 모두 마
사지할 때까지 계속한다. 끝나면 오른발로 넘어간
다. 지압 도중 통증이 느껴지는 부위는 가라앉을
때까지 힘을 줄이고 지그시 누르고 있자.

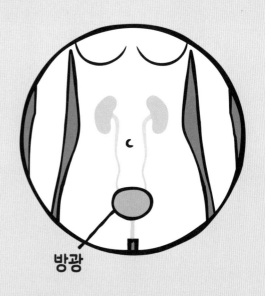

방광

효과

방광 지압점을 마사지하면 방광 건강을 유지하는
데 도움이 된다.

TIP: 마사지 후 반응 관찰하기

엄지 구부리기 기술로 고르게 여러 번 지압을 받으
면 공통적으로 요의를 느끼게 된다.

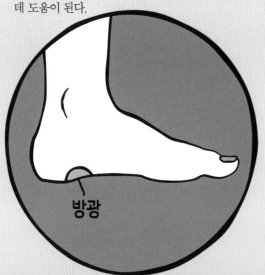

방광

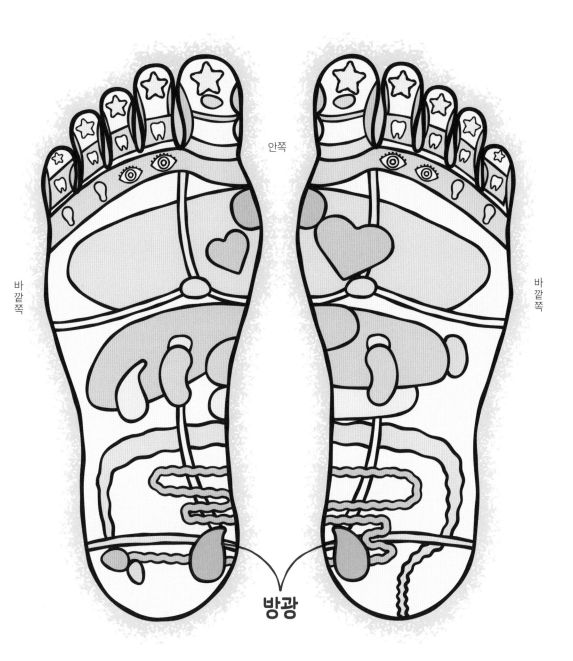

안쪽

바깥쪽

바깥쪽

방광

오른쪽 발바닥

왼쪽 발바닥

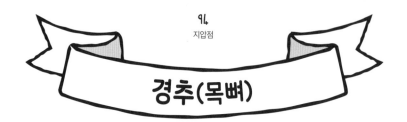

경추(목뼈)

경추 지압점은 엄지발가락 안쪽 끝에 있으며,
목 근육 지압점은 엄지발가락 아래쪽 절반이다.

지압 방법

왼발부터 시작한다. 엄지발가락 안쪽 끝에 엄지손
가락을 올려놓는다. 발끝에 살짝 가깝게 대고 측
면을 따라 내려오며 엄지발가락이 발 앞꿈치와 이
어지는 지점까지 엄지 구부리기를 한다. 이런 식
으로 여러 번 반복하자. 목 근육을 풀고 싶다면 엄
지발가락 마디 아랫부분 전체를 지압해 주면 된
다. 엄지발가락 첫 번째 관절 바로 아래 안쪽 끝에
엄지손가락을 대고 가로로 지압해 주자. 손가락을
떼고 이번에는 조금 내려와서 시작한다. 엄지발가
락 아랫부분을 전부 마사지할 때까지 수평으로 계
속 지압한다. 왼발이 끝나면 오른발로 넘어간다.

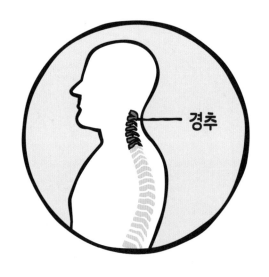

효과

양발의 지압점을 모두 마사지하면 목 근육이 부드
러워지면서 긴장이 풀리고 통증이 줄어든다.

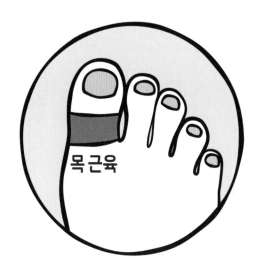

TIP: 양발 모두 지압하기

통증이나 불편함이 한쪽에서만 느껴지더라도 양발
모두 지압해 주자.

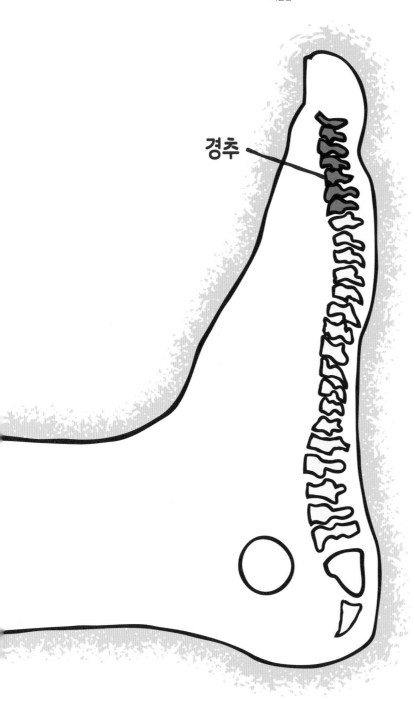

경추

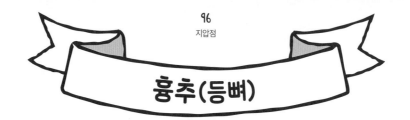
흉추(등뼈)

등 상부에 위치하는 흉추 지압점은 양발 중앙, 안쪽 끝에 있다.
엄지와 발뒤꿈치를 제외한 중간 부분으로 경추 지압점 아래에서 시작된다.

지압 방법

왼발부터 시작한다. 발 중앙에서 발뒤꿈치 방향
으로 살짝 내려온 지점의 안쪽 끝에 엄지손가락
을 올려놓는다. 발가락 쪽으로 엄지 구부리기를
하며 측면을 따라 올라간다. 엄지발가락이 시작되
기 전까지의 부위를 지압한다. 최상의 결과를 기
대한다면 측면의 뼈 옆에 있는 부드러운 부분도
지압해 주자. 다시 처음 위치로 돌아가 위쪽으로
몇 번 더 지압을 반복한다. 피부 아래 근육이 다소
경직되어 있거나 압통이 느껴지면 지압을 그만두
고 힘을 살짝 뺀 채 그 부분만 잠시 누르고 있자.
해당 부위가 부드러워졌거나 압통이 줄어들면 엄
지 구부리기를 다시 시작한다. 왼발이 끝나면 오
른발로 넘어간다.

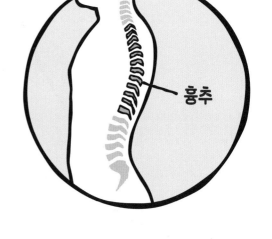

흉추

효과

흉추는 등 상부에 있으며, 목에 있는 경추(94~95
쪽 참고)와 등 하부의 요추(98~99쪽 참고) 사이에
끼어 있다. 해당 지압점을 양발 모두 마사지해 주
면 흉추에 연결된 모든 근육을 푸는 데 도움이 된
다. 등 상부의 긴장된 근육이 이완되면 통증 역시
줄어들고, 이 부위에 있는 장기와 분비샘의 기능
도 좋아진다.

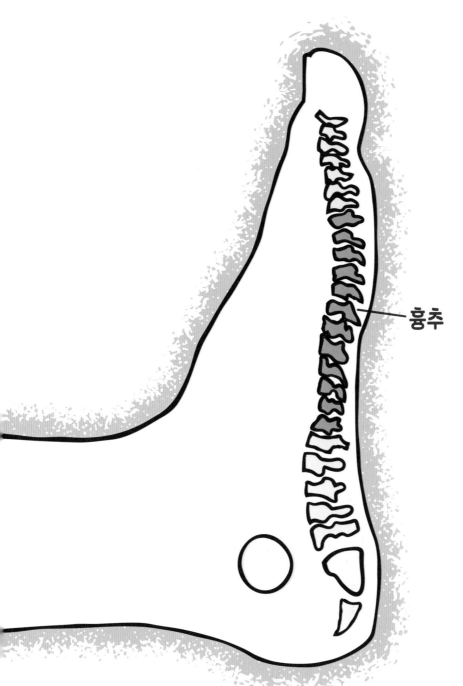

흉추

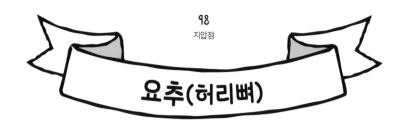

요추(허리뼈)

허리를 지탱하는 요추 지압점은 발 아치 안쪽 끝,
발뒤꿈치 근처에 있다.

지압 방법

왼발부터 시작한다. 발뒤꿈치 쪽 아치가 시작되
는 곳의 안쪽 끝에서부터 엄지 구부리기를 한다.
측면을 따라 위로 올라가면 된다. 손가락을 떼고
다시 처음 위치로 돌아가 여러 번 마사지한다. 피
부 아래 근육이 단단하고 살짝 부어 있거나 압통
이 느껴진다면 손가락 힘을 줄이고 지압한다. 해
당 부위가 부드러워지거나 통증이 가라앉을 때까
지 지속한다. 왼발이 끝나면 오른발로 넘어가자.

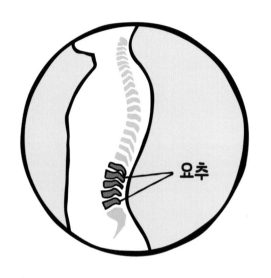

요추

효과

요추 지압점을 양발 모두 마사지하면 요추 근처
허리 근육이 풀어지는 효과를 얻을 수 있다. 또한
등 하부의 전반적인 긴장이 완화되어 통증이 줄어
들고 이 부근 장기와 분비샘의 기능도 향상된다.

TIP: 하지정맥 피하기

하지정맥류는 심하면 발 안쪽 복사뼈 주변 피부에
까지 나타나기도 한다. 하지정맥이 있는 부위는 매
우 민감해서 지압하면 안 되는 곳으로 분류되어 있
으니 반드시 피하도록 하자.

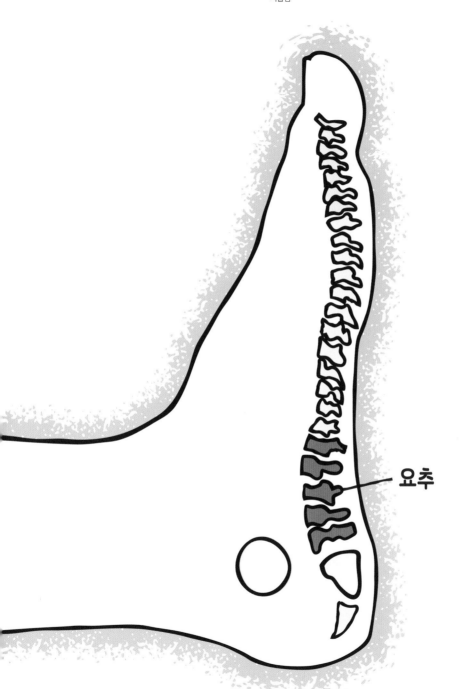

요추

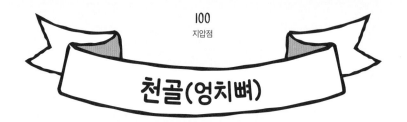

천골(엉치뼈)

천골 지압점은 양발 안쪽 끝에 있다. 요추 지압점(98~99쪽 참고) 아래이며,
복사뼈에서 내려온 발뒤꿈치 근처에 있다.

지압 방법

왼발부터 시작한다. 발바닥 뒤꿈치의 안쪽 끝에
엄지손가락을 올려놓는다. 발 아치가 시작되기 전
이다. 측면을 따라 안 복사뼈에서 내려온 지점까
지 엄지 구부리기를 한다. 여러 번 반복해 주자. 다
른 곳보다 단단하고 살짝 부어 있거나 압통이 느
껴지는 부분이 있다면 누르는 힘을 줄여야 한다.
그 부분이 부드러워지거나 통증이 가라앉을 때까
지 살살 눌러 준다. 왼발이 끝나면 오른발로 넘어
가자. 한쪽 엉치만 아프더라도 항상 양발을 모두
지압해야 한다.

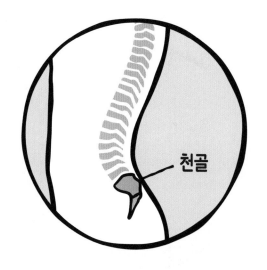

천골

효과

천골은 등 하부에 있는 여러 개의 척추뼈가 융합
된 삼각형 모양 뼈이며, 관골(볼기뼈)에 바로 연결
되어 있다. 상반신의 무게를 지탱하기 때문에 이
곳이 경직된 사람이 많다. 그래서 양발의 해당 지
압점을 마사지하면 천골에 붙어 있는 근육과 인
대를 풀어 주게 되고, 천골 전체 부위의 긴장이 완
화되어 통증 역시 줄어드는 효과를 누릴 수 있다.

천골

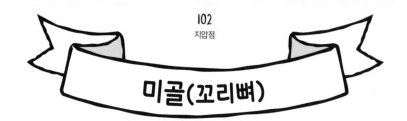
미골(꼬리뼈)

미골 지압점은 양발 안쪽 끝, 뒤꿈치 끝부분에 있으며
천골 지압점(100~101쪽 참고) 아래에 있다.

지압 방법

왼발부터 시작한다. 발뒤꿈치가 끝나는 곳의 안쪽
끝에 엄지손가락을 올려놓는다. 측면을 따라 위로
올라가며 엄지 구부리기를 한다. 발뒤꿈치에 있는
작은 꼬리뼈 지압점을 모두 누를 때까지 계속한
다. 손가락을 떼고 다시 처음 위치로 돌아가 여러
번 마사지한다. 통증이 느껴지는 부위가 있다면
엄지 구부리기를 그만두고 그 자리를 지그시 누
르고 있자. 그리고 처음보다 힘을 뺀 채 지압을 계
속해 나간다. 왼발이 끝나면 오른발로 넘어간다.

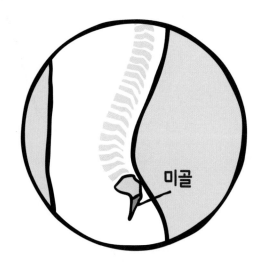

효과

꼬리뼈라고도 불리는 미골은 척추 끝에 있는 작
은 뼈이다. 꼬리뼈를 다쳤을 때 해당 지압점을 마
사지해 주면 통증이 줄어들며 치료에 도움이 되
기도 한다.

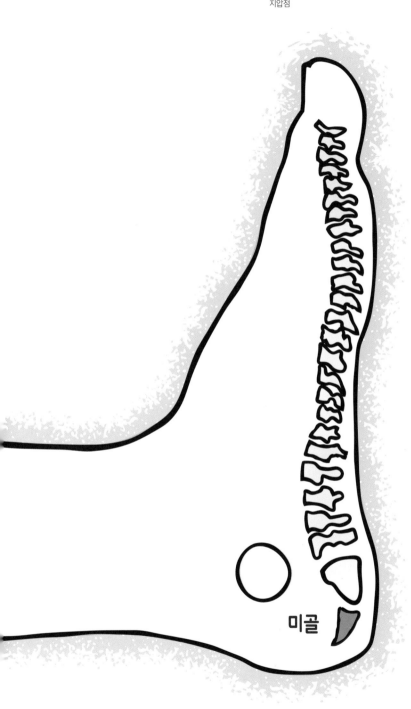

미골

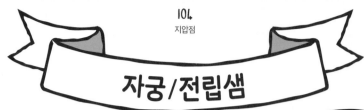

자궁/전립샘

자궁과 전립샘 지압점은 같은 위치로,
양발의 발목 안쪽에 있다.
안 복사뼈에서 조금 내려가서 뒤꿈치 쪽으로
살짝 넘어가는 지점이다.

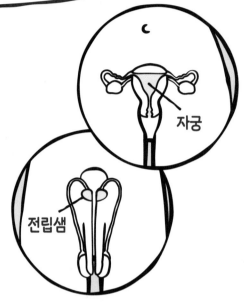

자궁

전립샘

지압 방법

왼발부터 시작한다. 안 복사뼈에서 내려와 뒤꿈치
쪽으로 넘어가는 지점에 엄지손가락을 올려놓는
다. 측면을 따라 발가락 방향으로 올라가며 엄지
구부리기를 한다. 아치가 시작되는 부분까지 하면
된다. 손가락을 떼고 다시 처음 위치로 돌아간다.
이번에는 복사뼈에 더 가까운 지점에서 마사지를
시작한다. 안쪽 발목 부분을 모두 지압할 때까지
계속한다. 꼼꼼하게 지압을 마치면 안쪽 발목의
중앙을 찾아 엄지손가락으로 1분간 꾹 누르고 있
자. 그리고 누른 상태로 작은 원을 그리듯 돌리며
마사지한다. 왼발이 끝나면 오른발로 넘어가자.

TIP: 생리통 완화

생리통이 있다면 먼저 통증이 가라앉을 때까지 해
당 지압점에 누르기 기술을 써 보자. 엄지 구부리기
를 할 때도 천천히 진행하며 부드럽고 고른 세기로
눌러야 한다. 압통 부위는 힘을 더 빼는 것이 좋다.

효과

이 지압점은 여성의 생식기에 상응한다. 난소는
난자를 생산하고, 난자는 수정이 되면 태아가 되
어 자궁에 착상한다. 자궁은 출산하기 전까지 아
기를 품는 장소다. 자궁 지압점을 마사지해 주면
생리통을 포함해 월경전증후군(PMS) 증상이 많
이 완화된다. 또한 얼굴 홍조 등의 폐경이행기 증
상 개선에 도움을 주기도 한다.

이 지압점은 또한 남성의 전립샘에 상응한다.
전립샘은 남성의 생식기관인 작은 분비샘으로, 방
광 아래에 위치해 있다. 이 부분을 지압해 주면 전
립샘 기능이 향상되고 전립샘비대증 같은 문제 해
결에도 도움이 될 것이다.

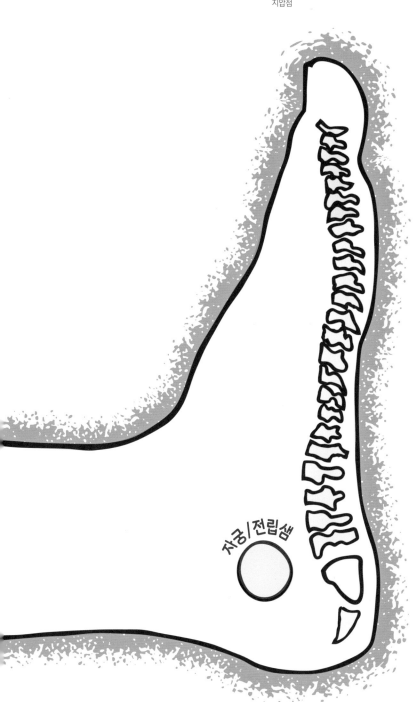

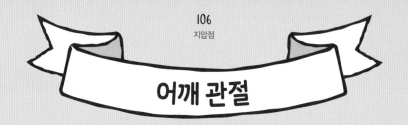

어깨 관절

어깨 관절 지압점은 양발 새끼발가락 아래 관절과
그 주변에 있다.

지압 방법

한쪽 어깨가 아프다면 같은 쪽 발을 먼저 지압한
다. 발 바깥쪽 새끼발가락 바로 아래 지점에 엄지
손가락을 올려놓는다. 넷째 발가락에 다다를 때까
지 발 안쪽으로 엄지 구부리기를 한다. 손가락을
떼고 다시 시작하되, 이번에는 처음 위치보다 조
금 아래로 내려와서 한다. 이런 식으로 어깨 관절
지압점을 계속 마사지해 준다. 다음에는 새끼발가
락 아래부터 손가락 너비 정도만큼 밑으로 내려온
지점에 엄지손가락을 대고 위로 올라가며 엄지 구
부리기를 해 주자. 새끼발가락이 시작되기 전까지
하면 된다. 여러 번 반복해 준다. 지압을 마무리하
려면 발등에서 두 손가락 구부리기를 해 보자. 검
지와 중지를 붙이고 발등에서 새끼발가락 아래로
조금 내려온 부분을 지압한다. 부드럽게 눌러 주
며 손가락 너비 정도 아래까지 지압해 준다. 한쪽
발이 끝나면 다른 발로 넘어간다.

지압 도중 통증이 느껴진다면 방금 했던 세 가
지 방법을 모두 사용해 압통이 가라앉을 때까지
눌러 준다.

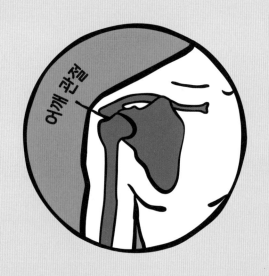

효과

어깨 관절은 여러 인대와 근육이 함께 붙어 있어
인체에서 가장 유연한 관절이다. 해당 지압점을
마사지해 주면 뭉친 어깨 근육이 풀어져서 어깨
관절에 생길 수 있는 통증이나 불편함이 많이 줄
어들 것이다.

TIP: 민감한 부위 주의하기

발가락 아래 발등은 해부학적으로 민감하게 느껴질
수 있으니 부드럽게 지압한다.

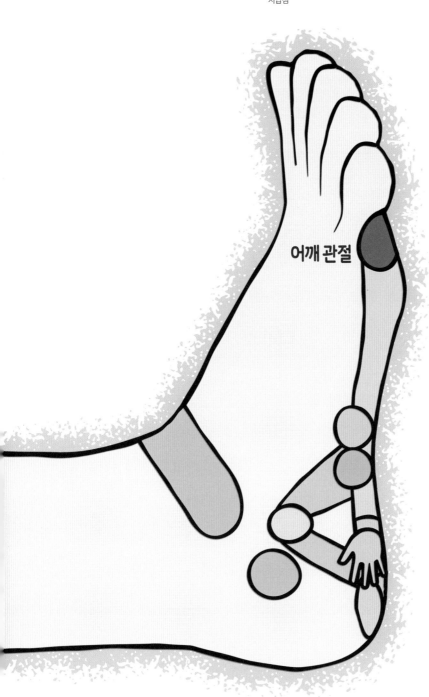

어깨 관절

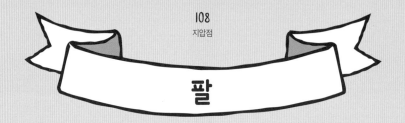

팔

팔 지압점은 양발 바깥쪽에 있다. 새끼발가락 바로 아래가 위팔 지압점이며
뒤꿈치 바깥쪽 끝의 손목 지압점(112~113쪽 참고)과 이어진다.

지압 방법

한쪽 팔이 아프면 같은 쪽 발을 먼저 지압한다. 발
바깥쪽 끝에 엄지손가락을 올려놓는다. 뒤꿈치 끝
부분이다. 발가락 쪽으로 올라가며 새끼발가락 아
래까지 엄지 구부리기를 한다. 손가락을 떼고 다
시 반복하며 팔 지압점 전체를 여러 번 마사지해
주자. 위팔에 불편함이 느껴진다면 새끼발가락 아
래부터 반 정도 내려오는 지점까지 집중적으로 눌
러 준다. 손목부터 팔꿈치 사이가 아프다면 뒤꿈
치부터 시작해 절반 정도를 더 꼼꼼히 눌러 준다.
지압 도중에 통증이 느껴지는 부분이 있다면 가라
앉을 때까지 힘을 더 빼고 엄지 구부리기를 한다.

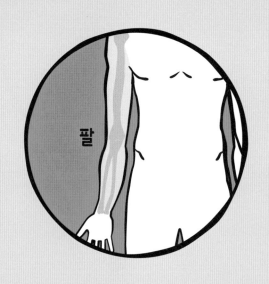

효과

팔 통증의 원인은 다양하다. 해당 지압점을 마사
지해 주면 팔 근육과 긴장이 풀려 팔 통증이 전반
적으로 많이 가라앉는다.

TIP: 양발을 모두 지압하자

양팔에 통증이나 불편함이 있다면 양발을 동일하게
지압해 준다.

팔

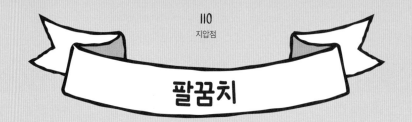

팔꿈치

팔꿈치 지압점은 양발 바깥쪽 측면, 고관절 지압점(114~115쪽 참고) 바로 위에 있다.
뒤꿈치와 새끼발가락 사이 중앙에 돌출된 뼈가 있는 부위이다.

지압 방법

한쪽 팔꿈치가 아프다면 같은 쪽 발을 지압한다.
발 바깥쪽 끝에 엄지손가락을 올려놓는다. 뒤꿈
치와 새끼발가락 사이이며 손으로 만졌을 때 뼈
가 툭 튀어나온 부분 바로 아래다. 새끼발가락 방
향으로 뼈 돌출 부위를 지나 엄지 구부리기를 하
며 올라간다. 엄지손가락을 떼고 다시 처음 위치
로 돌아가서 몇 번 반복한다. 지압을 더 해 주고 싶
다면, 발바닥의 뼈 돌출 부위에서 발바닥 쪽으로
조금 내려와서 엄지 구부리기를 해 준다. 통증이
느껴지는 부분은 가라앉을 때까지 뼈 돌출 부위와
그 주변을 계속 마사지해 주면 된다.

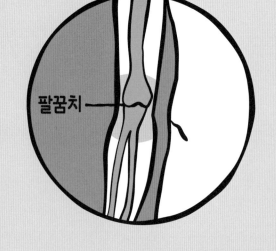

효과

팔꿈치 지압점을 마사지하면 테니스엘보(팔 관절
과 손목에 무리한 힘을 주다가 팔꿈치 관절 주위에
생기는 통증-옮긴이)나 점액낭염(관절을 감싸고
있는 얇은 막 주머니인 점액낭 부위에 염증이 생기
는 것-옮긴이) 같은 증상으로 인한 통증이 가라
앉을 것이다.

TIP: 양발 모두 지압하기

팔꿈치 양쪽이 모두 아프다면 양발을 동일하게 지
압해 준다.

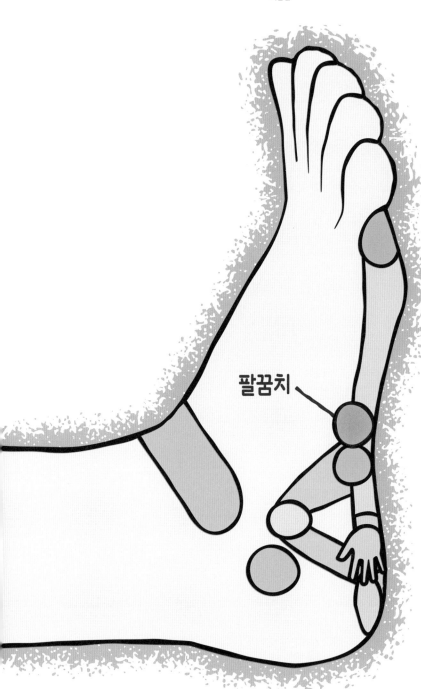

팔꿈치

손/손목

손과 손목 지압점은 양쪽 발뒤꿈치 근처,
바깥쪽 측면에 있다.

지압 방법

한쪽 손, 또는 손목에만 통증이 있다면 같은 쪽 발
을 지압하자. 발 바깥쪽 끝, 뒤꿈치 근처에 엄지손
가락을 댄다. 새끼발가락 쪽으로 올라가면서 엄지
구부리기를 한다. 뒤꿈치의 절반 정도를 마사지
하면 된다. 손가락을 떼고 다시 처음 위치로 돌아
간다. 이번에는 복사뼈에 더 가깝게 올라가서 눌
러 보자. 손과 손목 지압점을 모두 마사지할 때까
지 계속한다.

양손 또는 양 손목이 모두 아프다면 다른 발도
같은 기술로 지압해 주자.

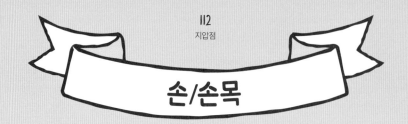

효과

손목이 손과 팔뚝을 잇는다는 사실은 명확하지만,
손과 손목 통증의 원인은 명확하지 않을 때가 많
다. 통증이 있을 때 해당 지압점을 마사지해 주면
증상 완화에 큰 도움이 된다. 손목터널증후군으로
인한 통증에도 효과가 있다고 알려져 있다.

TIP: 넓게 지압하기

손과 손목 지압점은 매우 작고 사람마다 차이가 있
으니 지압 부위를 더 넓게 잡고 마사지하면 해당 지
압점이 모두 포함될 것이다.

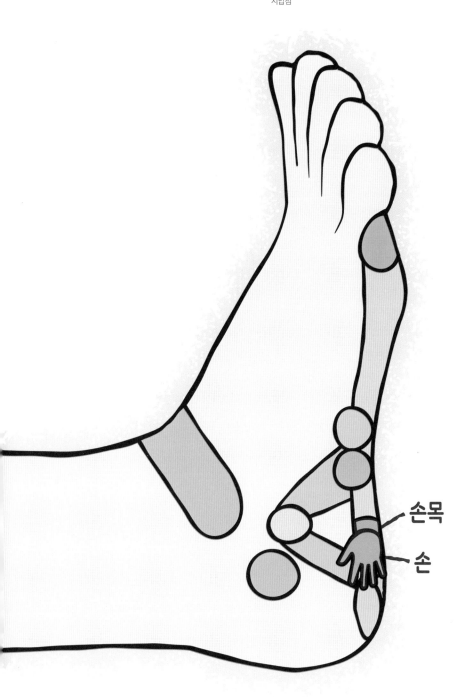

손목

손

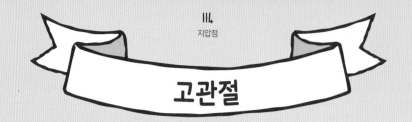

고관절

고관절 지압점은 양발 바깥쪽 끝에 있다. 팔꿈치 지압점(110~111쪽 참고) 바로 아래이며
뒤꿈치 근처 뼈가 돌출된 부위 아래이기도 하다.

지압 방법

한쪽 고관절이 아프면 같은 쪽 발을 먼저 지압해
준다. 바깥 복사뼈에서 내려온 끝부분에 엄지손가
락을 올려놓는다. 새끼발가락 쪽으로 올라가며 뼈
돌출 부위까지 엄지 구부리기를 한다. 천천히 고
르게 여러 번 마사지해 주자. 아픈 부위가 있으면
손가락에 힘을 살짝 뺀 채 잠깐 눌러 준다. 어느 정
도 부드러워졌거나 압통이 줄어들면 지압을 계속
해 나간다. 한쪽 발이 끝나면 다른 발로 넘어간다.

효과

고관절은 걷고 뛰고 점프할 때 사용하는 신체에서
가장 중요한 두 개의 관절이다. 해당 부위를 지압
해 주면 고관절에 연결된 근육이 풀려 통증이 줄
어들 것이다. 고관절을 다쳤거나 고관절치환술 이
후 회복에도 도움이 된다고 알려져 있다.

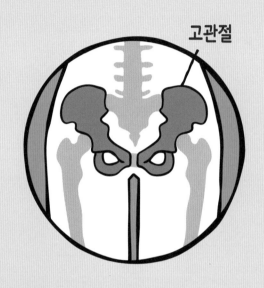

고관절

TIP: 고관절 균형 맞추기

고관절은 한쪽이 경직되어 있으면 곧 반대쪽도 영
향을 받게 된다. 그러니 한쪽에만 통증이 있더라도
양발을 모두 지압하는 것이 좋다.

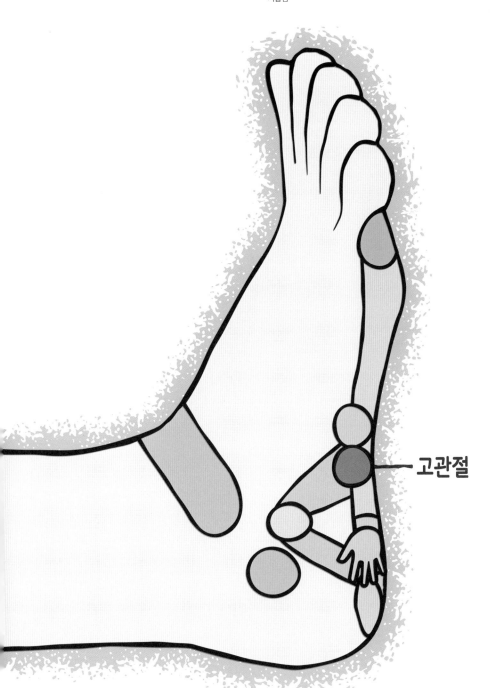

고관절

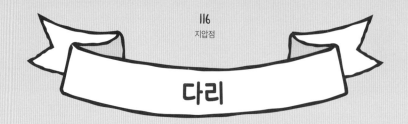

다리

다리 지압점은 양발 바깥쪽 측면, 아래쪽 절반에 해당한다.
복사뼈에서 내려와 살짝 앞부분에 있는 삼각형 모양의 부드러운 조직에 있다.

지압 방법

한쪽 다리에만 통증이 있다면 같은 발을 먼저 지압해 주자. 발 바깥쪽 측면, 뒤꿈치 끝에 엄지손가락을 올려놓는다. 새끼발가락 쪽으로 올라가며 뼈 돌출 부위까지 엄지 구부리기를 한다. 바깥쪽 끝을 따라 발의 절반 정도를 지압하면 된다. 손가락을 떼고 다시 처음 위치로 돌아가되, 이번에는 복사뼈에 조금 더 가깝게 올라가서 시작한다. 이런식으로 뒤꿈치 바깥쪽 부분과 복사뼈 아래 삼각형 모양의 부드러운 조직을 여러 번 지압해 준다. 뭉치거나 통증이 느껴지는 곳이 있다면 손가락 힘을 살짝 줄이고 지그시 눌러 준다. 이 부분이 부드러워지거나 통증이 가라앉을 때까지 하면 된다.

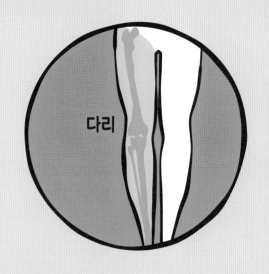

다리

효과

다리 지압점 마사지는 뭉친 다리 근육을 풀어 주고 통증을 완화하며 팔다리의 혈액순환을 돕는다. 쥐가 났을 때도 좋은 효과를 얻을 수 있다.

TIP: 다리 균형 맞추기

한쪽 다리가 아프면 걸을 때 다른 쪽 다리를 더 혹사하기 마련이다. 그래서 다리 지압의 경우 한쪽만 아프더라도 양발을 모두 해 주는 것이 좋다.

다리

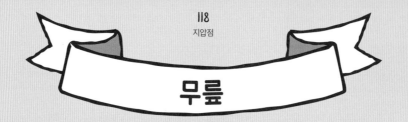

무릎

무릎 지압점은 양발 바깥쪽 측면에 있다. 바깥쪽 복사뼈 아래, 살짝 앞쪽에 있으며
부드러운 삼각형 조직의 가장 위쪽이기도 하다.

지압 방법

한쪽 무릎이 아프면 같은 쪽 발부터 시작한다. 발
바깥쪽 측면에 엄지손가락을 올려놓는다. 복사뼈
에서 내려와 앞으로 살짝 이동한 지점이며, 부드
러운 삼각형 조직의 가장 위쪽이다. 이곳을 잠시
누르고 있다가 원을 그리듯 부드럽게 마사지한다.
무릎 지압점을 벗어나지 않도록 한다. 누른 채 돌
리기 기술과 엄지 구부리기 기술로 번갈아가며 몇
분간 마사지해도 된다. 그런 다음 새끼발가락 쪽
으로 엄지 구부리기를 하며 조금 올라간다. 이런
식으로 천천히 고르게 몇 번 더 반복한다.

　지압 도중 통증이 느껴지는 부위가 있다면 손가
락에 힘을 살짝 빼고 잠시 눌러 준다. 압통이 가라
앉으면 다시 엄지 구부리기를 이어간다. 한쪽 발
이 끝나면 다른 발로 넘어가자.

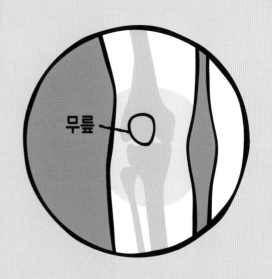

무릎

TIP: 균형 맞추기

한쪽 무릎이 아프면 결국 다른 쪽에 부담이 가중되
기 마련이다. 그렇기 때문에 한쪽 무릎에만 불편함
이 느껴지더라도 항상 양쪽 지압점을 모두 마사지
하는 것을 추천한다.

효과

무릎 관절은 몸에 있는 관절 중에서 가장 단단하
지만 굉장히 자주 사용된다. 힘줄이 무릎과 다리
를 이어 주고, 인대는 중심을 잡아 주는 식으로 체
중을 지탱한다. 해당 지압점을 마사지하면 무릎
통증이나 손상으로 인한 불편함이 어느 정도 완
화될 것이다. 또한 인공관절 수술 후 회복을 돕
기도 한다.

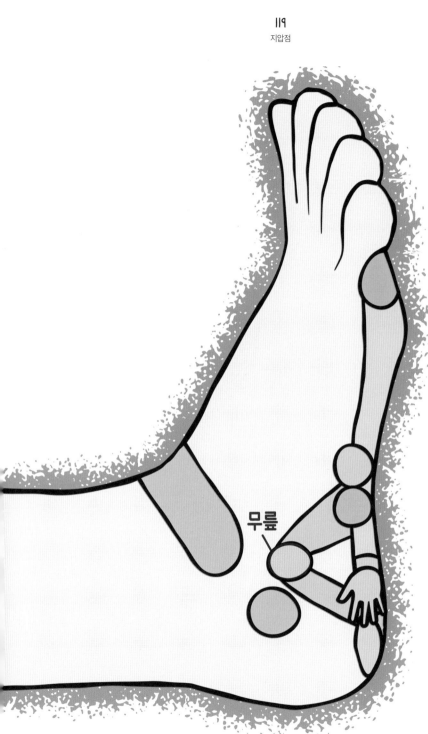

무릎

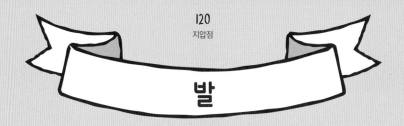

발

발 지압점은 양발 바깥쪽 측면, 뒤꿈치 끝에 있다.

지압 방법

한쪽 발에 통증이 느껴지면 그쪽 발부터 시작한
다. 발 바깥쪽 측면, 뒤꿈치 끝에 엄지손가락을 올
려놓는다. 새끼발가락 쪽으로 올라가며 엄지 구부
리기를 몇 번 한다. 손가락을 떼고 발뒤꿈치 끝부
터 다시 시작하되, 이번에는 복사뼈 쪽으로 조금
올라가서 시작해 보자. 이런 식으로 발 지압점을
몇 번 마사지해 준다. 통증이 느껴지는 부위가 있
으면 가라앉을 때까지 힘을 살짝 뺀 채 누르고 있
다가 다시 엄지 구부리기를 이어나간다.

양발 모두 아프다면 다른 발도 똑같이 지압해
준다.

효과

발과 발목 통증은 발 지압점을 마사지해 주면 많
이 좋아진다. 또한 발을 다친 경우 자가 치유에 도
움이 되기도 한다.

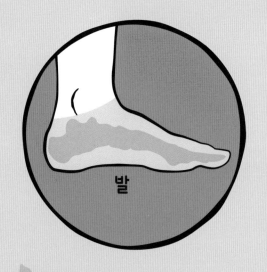

발

TIP: 넓은 부위 지압하기

사람마다 지압점 위치는 조금씩 다르고, 특히 발 지
압점은 매우 작아서 정확한 위치를 못 찾을 수도 있
다. 지압 부위를 가능한 한 넓게 잡으면 빠짐없이 마
사지할 수 있다.

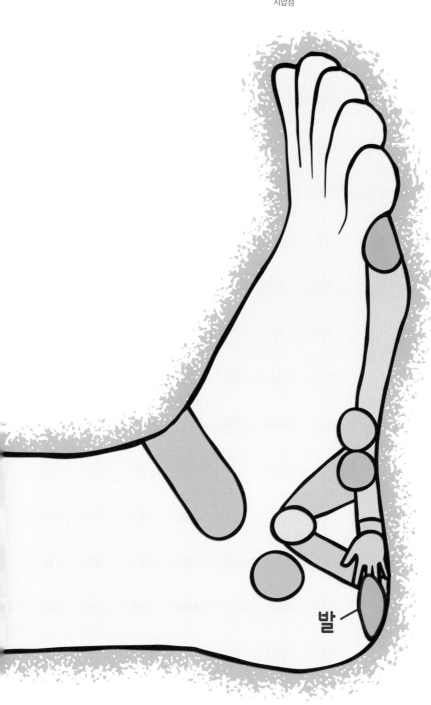

발

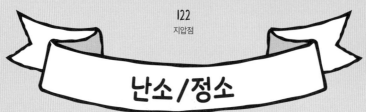

난소/정소

난소와 정소 지압점은 같은 위치로,
양발 바깥쪽 측면에 있다.
바깥쪽 복사뼈 아래, 살짝 뒤쪽이다.

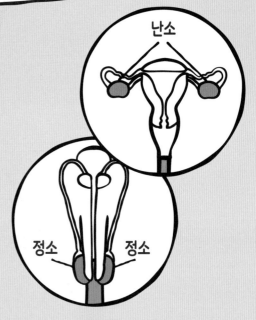

지압 방법

왼발부터 시작한다. 발 바깥쪽 측면, 뒤꿈치 끝 부
분에 엄지손가락을 올려놓는다. 측면을 따라 복사
뼈 아래까지 엄지 구부리기를 한다. 이런 식으로
해당 지압점 전체를 꼼꼼하게 여러 번 반복해 마
사지한다. 통증이 느껴지는 부분이 있다면 1분 정
도, 또는 압통이 가라앉을 때까지 누르고 있자. 누
르는 동안 천천히 원을 그리듯 돌리며 마사지하
는 것도 좋다. 왼발이 끝나면 오른발로 넘어간다.

TIP: 약하게 시작

복사뼈 근처는 매우 민감할 수 있으니 우선 약하게
눌러 보고 압력을 조금씩 늘려가야 한다.

효과

난소 지압점은 여성의 생식기인 난소에 상응한다.
난소는 난자를 만들어 생식관으로 방출하고, 여성
호르몬인 에스트로겐과 프로게스테론을 생성하
기도 한다. 해당 지압점을 마사지해 주면 월경 건
강에 도움이 되고 생식 능력도 더 좋아진다.

정소 지압점은 남성의 생식기인 정소에 상응한
다. 고환이라고도 부르는 정소는 정자를 생성해
보관하고 남성 호르몬인 테스토스테론을 만드는
달걀 모양의 기관이다. 이 부위 지압점을 마사지
하면 생식 능력이 향상될 수 있다.

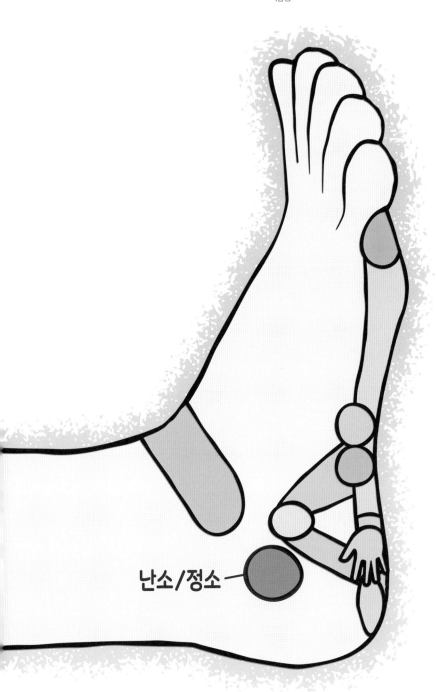

난소/정소

질병과 증상에 따른 지압점

발 마사지 요법은 다양한 건강 문제를 해결하는 데 큰 도움을 준다.
통증과 불편감을 완화하고, 여러 증상을 개선하거나 때론 완전히 없애 주기도 한다.
다음은 가나다순으로 나열한 질병 목록으로, 증상을 줄이기 위해 마사지해야 할 지압점을 함께 표기했다.
지압점은 중요도 순이다.

감기와 독감

머리 지압점 • 28~45

가슴 지압점 • 20

윗배와 배 중앙 지압점 • 20

흉선 지압점 • 56

면역체계가 효율적으로 움직이게 도우면 감기나 독감에서 더 빠르게 회복할 수 있다.

갑상샘 기능 장애

갑상샘 지압점 • 40

뇌하수체 지압점 • 30

목 아래에 있는 갑상샘은 대사 과정에 영향을 주는 호르몬을 생성하는 필수 기관이다. 보통 갑상샘 기능의 항진 또는 저하가 문제가 된다.

건선

병변이 있는 부위의 지압점

부신 지압점 • 74

간 지압점 • 68

건선 같은 만성 피부 질환은 가려움증을 동반하며, 염증으로 붉게 부어오르거나 비늘 같은 반점이 피부에 나타날 수 있다.

게실염

대장 지압점 • 82

부신 지압점 • 74

게실염은 장이 약해져 일부 장벽이 동그랗게 밖으로 튀어나온 곳에 생기는 염증성 질환이다. 주로 대변이 모이는 대장에 잘 생기며 통증이나 메스꺼움 같은 증상을 동반하고 장 기능 장애를 가져오기도 한다.

고관절 통증

고관절 지압점 • 114

고관절에 통증이 있다면 해당 지압점뿐만 아니라 그 주변까지 넓게 지압해 주는 것이 좋다.

고혈압

심장 지압점 • 50

명치 지압점 • 62

혈압이 높은 사람은 어느 한 부분보다 몸 전체를 다 풀어 주는 것이 중요하다.

과민성대장증후군(IBS)

위 지압점 • 64

소장 지압점 • 80

대장 지압점 • 82

과민성대장증후군은 장 기능 장애이며 메스꺼움, 복부팽만, 위경련, 설사, 변비 등의 증상이 동반된다.

관절염

통증이 있는 부위의 지압점

간 지압점 • 68

부신 지압점 • 74

관절염으로 인한 통증과 뻣뻣함을 완화하려면 불편한 부위에 해당하는 지압점을 먼저 지압해 주자.

궤양

위 지압점 • 64

소장 지압점 • 80

위나 십이지장 등에 발생하는 소화기 궤양의 공통적인 증상에는 타는 듯한 속쓰림, 복부팽만, 더부룩함, 지방 불내증, 메스꺼움 등이 있다.

기관지염

폐 지압점 • 52

부신 지압점 • 74

기관지염은 기침, 흉통, 숨이 차는 등의 증상이 있다.

눈 피로

눈 지압점 • 42

후두부 지압점 • 32

눈에 피로를 주는 흔한 원인은 눈을 깜빡이지 않고 휴대전화나 컴퓨터 모니터 같은 전자기기를 너무 오래 보기 때문이다.

다리 통증과 경련(쥐)

다리 지압점 • 116

격렬한 운동이나 순환 장애 같은 이유로 통증이 생기거나 경련이 일어난다면 다리 지압점의 삼각형 전체를 풀어 주자.

담석

쓸개 지압점 • 70

간 지압점 • 68

쓸개는 콜레스테롤을 조절하는 데 중요한 역할을 한다. 담석 중에서 가장 흔하게 생기는 종류가 쓸개즙 내 콜레스테롤이 과다해서 생기는 콜레스테롤 담석이다.

당뇨병

췌장 지압점 • 72

당뇨병이 생기는 원인 중에는 췌장이 혈당(포도당)을 낮출 만큼의 충분한 인슐린을 생성하지 못하기 때문인 경우가 많다.

두통

머리 지압점 • 28~45

후두부 지압점 • 32

경추 지압점 • 94

두통의 원인은 다양하고 생기는 위치 또한 다양하다.

딸꾹질

횡격막 지압점 • 60

경추 지압점 • 94

가슴 지압점 • 20

딸꾹질은 횡격막 근육의 순간적 수축 현상이다.

메스꺼움

위 지압점 • 64

명치 지압점 • 62

횡격막 지압점 • 60

메스꺼움이 느껴질 때는 양쪽 발바닥에 있는 위
와 명치 지압점을 눌러 주면 도움이 된다.

목 통증과 뻐근한 목

경추 지압점 • 94

후두부 지압점 • 32

어깨 지압점 • 46

목 긴장감, 통증, 뻣뻣함을 완화하려면 엄지발가
락 절반 아래와 안쪽 끝을 지압해 주면 좋다.

무릎 통증

무릎 지압점 • 118

부신 지압점 • 74

무릎 통증이 있다면 가장 먼저 같은 쪽 발 지압점
과 그 주변을 지압해 보자.

변비

위 지압점 • 64

소장 지압점 • 80

대장 지압점 • 82

쓸개 지압점 • 70

간 지압점 • 68

변비가 생겼다는 것은 소화기관이 제대로 기능
하지 않는다는 의미일 수도 있다.

복통

위 지압점 • 64

횡격막 지압점 • 60

명치 지압점 • 62

복통의 원인은 매우 다양하므로 복부의 여러 곳
을 폭넓게 지압해 본다.

부신 피로, 만성 피로

부신 지압점 • 74

뇌하수체 지압점 • 30

만성 스트레스는 부신을 피로하게 할 수 있고, 이
때문에 피로함이나 울적함, 체중 감소 등의 다양
한 증상이 생길 수 있다.

불안

횡격막 지압점 • 60

명치 지압점 • 62

부신 지압점 • 74

뇌하수체 지압점 • 30

횡격막 근육을 풀어 주면 호흡이 한결 편해지면
서 신체의 긴장이 완화되어 불안감을 덜 수 있다.

서혜부 탈장

소장 지압점 • 80

서혜부 탈장은 장이 약해진 복벽을 뚫고 나오는
현상으로 사타구니에 통증을 유발할 수 있다.

설사

소장 지압점 • 80

대장 지압점 • 82

설사 때문에 불편함을 느낀다면 대장 지압점을

마사지해 보자.

속쓰림(위산 역류)

명치 지압점 • 62

횡격막 지압점 • 60

위 지압점 • 64

경추 지압점 • 94

식도 지압점 • 54

위산이 식도를 타고 올라오는 위산 역류 증상으로 인해 가슴에 불쾌감을 느낄 수 있다.

식도 열공 탈장

식도 지압점 • 54

횡격막 지압점 • 60

위 지압점 • 64

횡격막에는 식도가 지나는 구멍이 있는데, 이것이 식도 열공이다. 식도 열공 탈장은 이 구멍으로 위 일부가 빠져나와서 생기게 된다.

신장 결석

신장 지압점 • 76

요관 지압점 • 78

방광 지압점 • 92

신장 결석은 신장에 미네랄과 산성염이 쌓여서 생긴 작고 단단한 미네랄 덩어리이다.

알레르기

간 지압점 • 68

부비강 지압점 • 34

간은 혈액 속 독소와 화학물질을 청소한다. 이런 물질이 과도하게 쌓이면 알레르기를 일으킬 수 있다.

어지럼증

귀 지압점 • 44

후두부 지압점 • 32

어지러움은 귓속 기관의 균형이 깨져서 생기는 경우가 종종 있다.

어깨 통증

어깨 지압점 • 46

견갑골 지압점 • 48

흉추 지압점 • 96

부신 지압점 • 74

어깨 통증은 부상, 근육 긴장, 관절염 외에도 다양한 이유로 발생할 수 있다.

요로감염증(UTI)

방광 지압점 • 92

요관 지압점 • 78

신장 지압점 • 76

배뇨 시 통증이 심할 경우 요로감염증일 수 있다.

요통과 허리 경직

요추 지압점 • 98

천골 지압점 • 100

골반 지압점 • 20

부신 지압점 • 74

등 하부 통증과 경직에는 요추에 붙어 있는 근육을 풀어 주면 도움이 된다. 주변 부위도 넓게 지압해 주면 더 좋다.

우울증

양다리 지압점 • 116~121

뇌 지압점 • 28

뇌하수체 지압점 • 30

양다리의 지압점을 지속적으로 풀어 주다 보면 지압 받는 사람의 기분까지 좋아지곤 한다.

월경전증후군(PMS)과 생리통

자궁 지압점 • 104

난소 지압점 • 122

뇌하수체 지압점 • 30

월경전증후군은 보통 생리를 시작하기 일주일 전부터 시작된다.

위염

위 지압점 • 64

부신 지압점 • 74

위염은 위벽에 생기는 염증이다.

이명

귀 지압점 • 44

경추 지압점 • 94

후두부 지압점 • 32

이명은 귀에서 소리가 나는 증상이며, 일시적일 수도 있지만 만성으로 진행될 수도 있다.

인후염과 편도선염

머리 지압점 • 28~45

경추 지압점 • 94

흉선 지압점 • 56

부신 지압점 • 74

인후염은 보통 감기 초기 증상이며, 편도선염은 목 뒤에 있는 편도선에 염증이 생겼거나 감염되

었을 때 나타나는 증상이다.

입덧

명치 지압점 • 62

('이런 분들은 조심하세요', '임신 초기(3개월)' 부분을 반드시 참고하자, 10쪽)

많은 여성이 임신 초기에 메스꺼움으로 힘들어 한다.

전립샘 문제 / 전립샘 비대증

전립샘 지압점 • 104

부신 지압점 • 74

많은 남성이 나이가 들면 전립샘이 커져 배뇨 시 불편을 느끼게 된다.

점액낭염(어깨, 팔꿈치, 무릎)

통증이 있는 부위의 지압점

부신 지압점 • 74

점액낭염은 무릎, 팔꿈치, 어깨 관절 속의 점액이 들어 있는 주머니에서 생기는 염증이다.

좌골신경통

좌골신경 지압점 • 84

요추 지압점 • 98

다리 지압점 • 116

부신 지압점 • 74

좌골신경은 허리에서 시작해 엉덩이를 지나 다리로 이어진다.

중이염

귀 지압점 • 44

흉선 지압점 • 56

중이염은 통증이 매우 심한 편이며, 귀에서 분비물이 흘러나오기도 한다.

천식

폐 지압점 • 52

부신 지압점 • 74

폐와 기관지의 근육을 풀어 주어 숨이 차는 증상에 어느 정도 도움이 된다.

치통

치아 지압점 • 36

턱 지압점 • 38

치통의 원인을 알 수 없다면 반드시 치과에 가서 확인해 보아야 한다.

코막힘과 부비동염

부비강 지압점 • 34

부신 지압점 • 74

알레르기나 감기로 인해 코가 막혔을 때 앞꿈치 전체와 발가락 사이를 지압해 주면 코막힘이 한결 좋아진다.

크론병

소장 지압점 • 80

대장 지압점 • 82

부신 지압점 • 74

크론병은 자가면역질환의 일종인 만성 염증성 장 질환이며, 소화기관의 다른 부분에도 영향을 줄 수 있다.

턱 근육 긴장

턱 지압점 • 38

턱관절장애는 입을 벌려 턱 근육을 움직일 때 통증을 일으킬 수 있다.

팔꿈치 통증과 테니스엘보

팔꿈치 지압점 • 110

팔 지압점 • 108

부신 지압점 • 74

테니스엘보는 팔뚝 근육에서 팔꿈치까지 연결되는 근육 조직이 자극을 받으면 생길 수 있다.

편두통

뇌 지압점 • 28

머리 지압점 • 28~45

경추 지압점 • 94

후두부 지압점 • 32

편두통으로 힘들다면 양쪽 엄지발가락 바닥 전체를 지압해 보자.

피부염(습진, 아토피 피부염)

병변이 있는 부위의 지압점

간 지압점 • 68

부신 지압점 • 74

피부 가려움, 발적, 건조함 등을 완화하려면 증상이 생긴 곳의 지압점을 먼저 마사지해 보자.

찾아보기

이탤릭체로 표시한 숫자는 그림이 있는 쪽이다.

감사의 글

가장 먼저 사랑하는 남편 스티븐*Steven*에게 고마움을 전한다. 항상 사랑과 지지를 아낌없이 보내 주고 내가 작업할 때 든든한 버팀목이 되어 주었다. 변치 않는 우정을 보여 준 친구 캐시 앤 레이놀즈*Kathy Ann Reynolds*는 이 책을 편집하는 데 귀한 시간을 내주었다. 내 스승이자 멘토, 친구인 빌 플로코*Bill Flocco*는 지식과 지혜를 아낌없이 나누어 주었다. 고마워! 리사 찬*Lisa Chan*은 내게 반사요법의 삶을 알려 준 고마운 친구다. 로즈마리 사분치안*Rosemarie Sabounchian*은 이 책을 감수해 주었다. 이렇듯 가족과 친구들은 항상 나를 지지하고 믿어 주는 고마운 사람들이다. 또한 환자들과 학생들에게도 고마움을 전하고 싶다. 특히 학생들은 나에게 훌륭한 선생이 되어 주었다. 미국과 유럽을 포함해 세계 여러 곳에 있는 세계반사학재단*World Reflexology Foundation*과 반사학협회*Reflexology Associations* 관계자들에게도 감사하다. 나에게 늘 영감을 주는 이들이다. 마지막으로 쿼토 출판사*Quarto Publishing*의 훌륭한 편집팀에게도 고맙다고 말하고 싶다. 대체요법을 향한 내 열정과 지식을 독자들에게 나눌 기회를 주어 정말 감사합니다!

REFLEXOLOGY FOR BEGINNERS
by Stefanie Sabounchian

ⓒ 2017 Quarto Publishing plc

스테파니 사분치안 Stefanie Sabounchian 지음
독일에서 태어났으며 현재 로스앤젤레스와 캘리포니아에서 유명한 반사요법 전문가로 활동하고 있다.
미국 반사학아카데미American Academy of Reflexology를 비롯한 다양한 국제 워크숍에서
발, 손, 귀를 지압하는 반사요법을 강의하고 있다.
미국 반사학자격인증위원회American Reflexology Certification Board에서 정식으로 자격을 인정받았고,
캘리포니아 반사학협회Reflexology Association of California 회장직을 맡은 바 있다.
www.reflex2relax.com

최영은 옮김
부산외국어대학교 통번역대학원 영어과를 졸업했으며,
현재 번역에이전시 엔터스코리아에서 건강서 분야 전문 번역가로 활동하고 있다.
역서로는 『28일 평생 면역력 만들기: 최강 면역 만드는 건강 습관 계획』, 『면역의 모든 것』 등이 있다.

발 마사지

초판 1쇄 발행 2023년 8월 20일
초판 2쇄 발행 2024년 11월 15일

지은이 스테파니 사분치안
옮긴이 최영은
발행 콤마
주소 경기도 고양시 덕양구 청초로 65, 101-2702
등록일 2013년 11월 7일 제396-2510020130002026호
구입 문의 02-6956-0931
이메일 comma_books_01@naver.com
인스타그램 @comma_and_style

ISBN 979-11-88253-28-9 03510

잘못 만들어진 책은 구입하신 곳에서 바꾸어 드립니다.

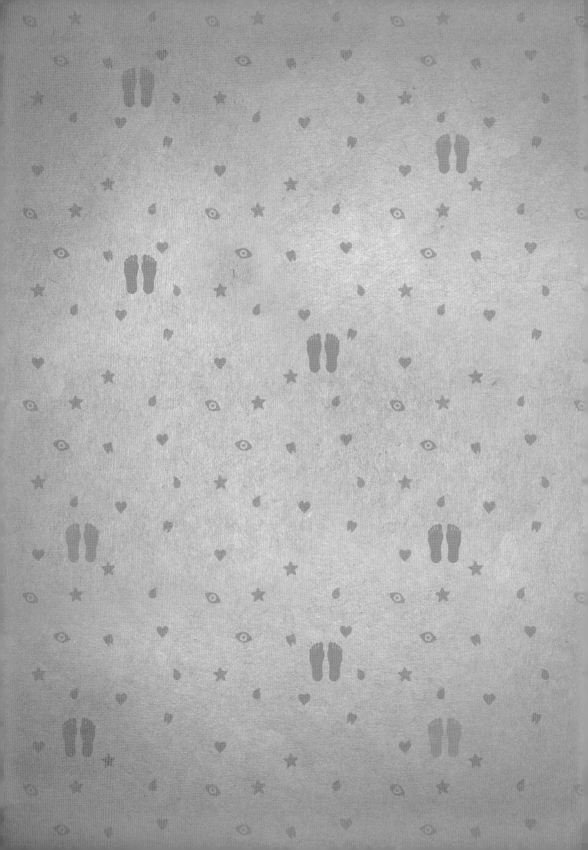

The
REFLEXOLOGY MAP

마사지 요법 지도

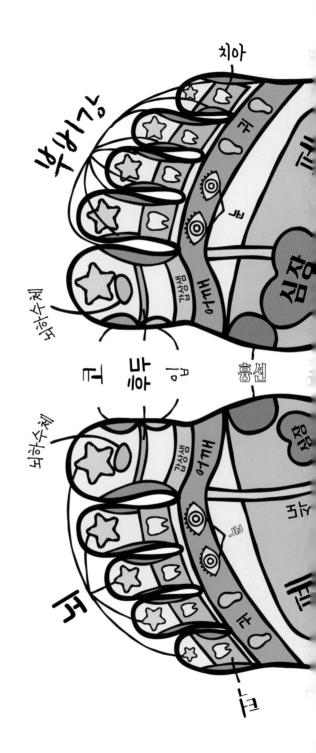

치아

부비강

뇌하수체

코

눈

입

심장

귀

뇌하수체

코

입

흉선

심장

귀